# 原来中医这么有趣

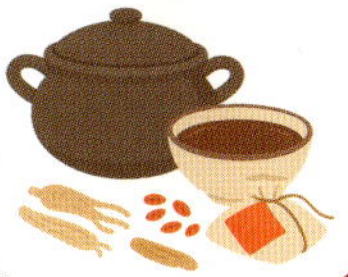

## 中医史

本书编写组　编绘

广东高等教育出版社
Guangdong Higher Education Press
·广州·

**图书在版编目（CIP）数据**

原来中医这么有趣. 中医史 / 本书编写组编绘.
广州 ：广东高等教育出版社，2025. 8（2025. 8重印）.
ISBN 978-7-5361-7902-8

I. R2

中国国家版本馆 CIP 数据核字第 2025CH9319 号

YUANLAI ZHONGYI ZHEME YOUQU · ZHONGYISHI

| | |
|---|---|
| 出版发行 | 广东高等教育出版社 |
| | 地址：广州市天河区林和西横路 |
| | 邮政编码：510500　电话：（020）87554153 |
| | http:// www.gdgjs.com.cn |
| 印　　刷 | 广东信源文化科技有限公司 |
| 开　　本 | 787 毫米×1 092 毫米　1/16 |
| 印　　张 | 8 |
| 字　　数 | 148 千字 |
| 版　　次 | 2025 年 8 月第 1 版 |
| 印　　次 | 2025 年 8 月第 2 次印刷 |
| 定　　价 | 49.80 元 |

# 《原来中医这么有趣》编委会



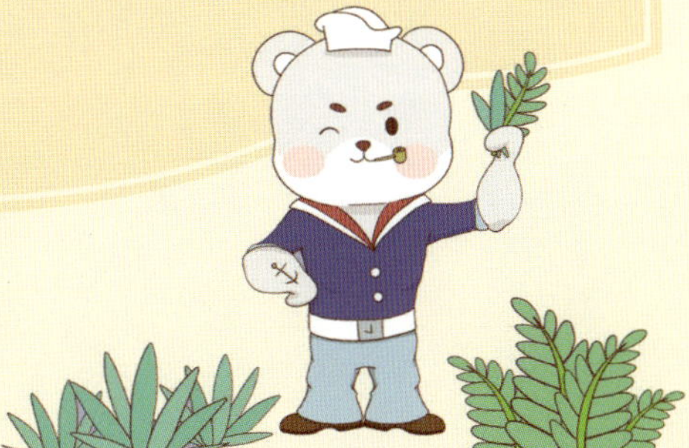

# 立仁熊

**乳名** 仁仁

**性别** 男

**【出生地】**四川

**【生辰八字】**癸卯年庚申月庚申日辛酉时（2023年8月30日傍晚6时30分）

**【喜好】**武术、格斗

**【特点】**勇敢豪放、慷慨仗义、责任心强

**【喜欢的食物】**炒栗子、核桃酥饼

**【喜欢的颜色】**白色

**【最讨厌】**火

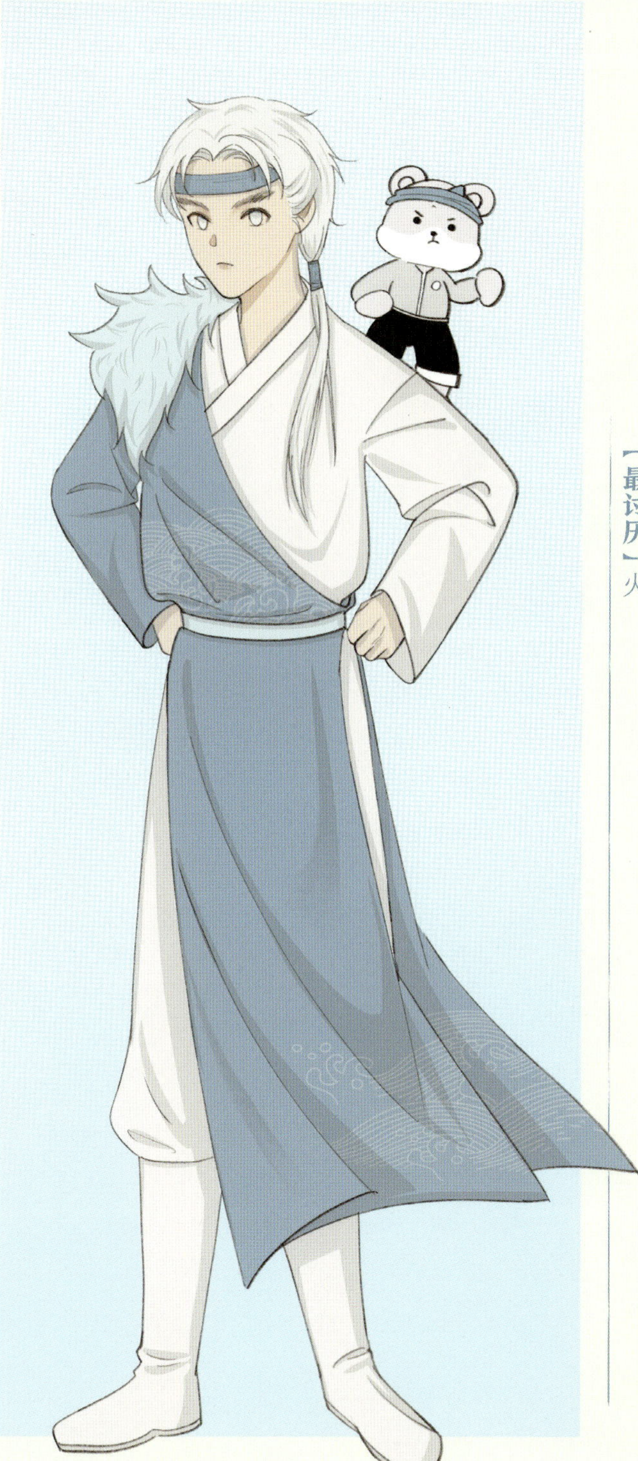

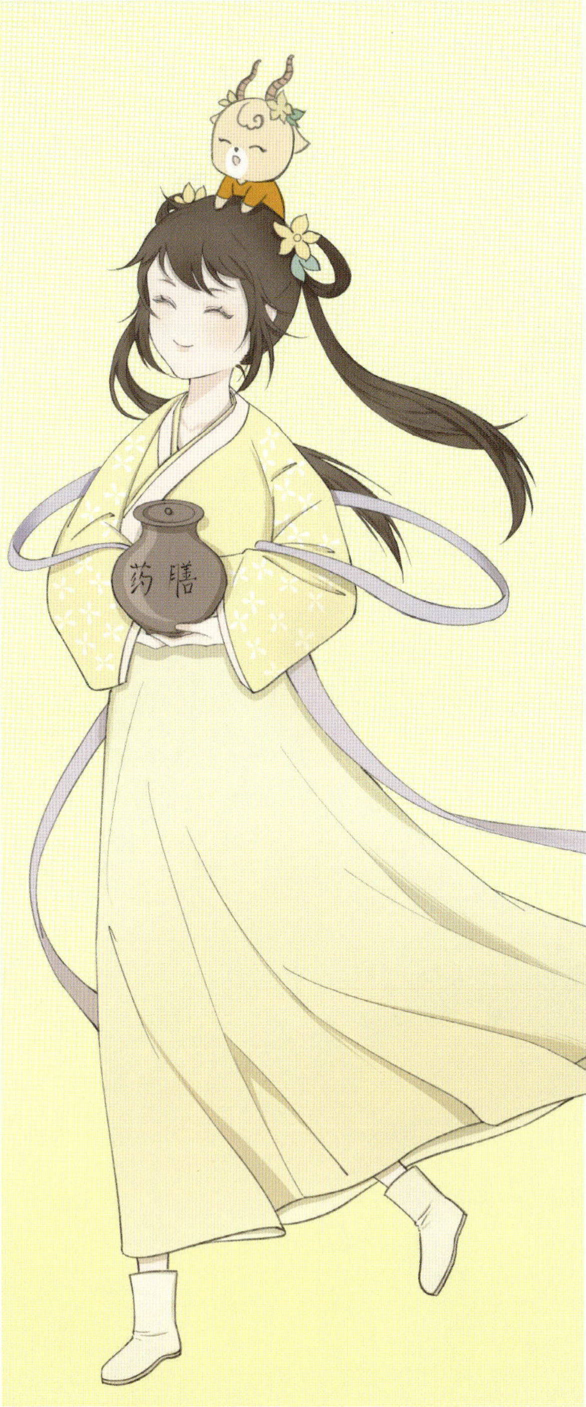


# 修义羊

**乳名** 义义

**性别** 女

**【出生地】** 河南

**【生辰八字】** 癸卯年己未月戊辰日己未时（2023年7月9日中午1时45分）

**【喜好】** 参加环保志愿服务活动

**【特点】** 正直善良、心胸宽广、沉稳坚忍

**【喜欢的食物】** 土豆泥、山药粥、烤地瓜

**【喜欢的颜色】** 黄色

**【最讨厌】** 浪费资源、破坏环境和生态平衡

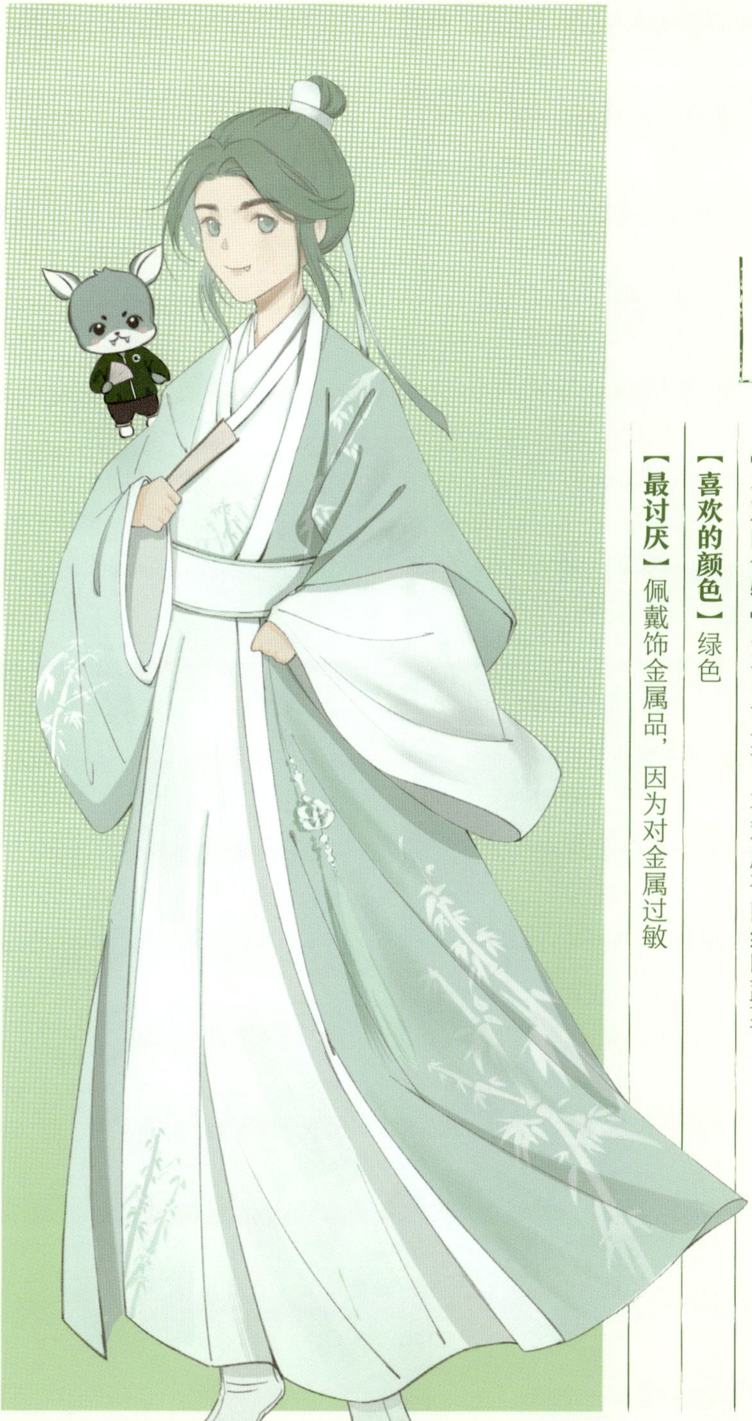

# 持礼麝

**乳名** 礼礼

**性别** 男

**【出生地】**上海

**【生辰八字】**癸卯年乙卯月甲子日癸卯时（2023年3月7日早上5时15分）

**【喜好】**游泳、爬山

**【特点】**正直向上、敏捷风雅、有应变能力、讲义气、同情心重

**【喜欢的食物】**素食主义者，喜欢所有的绿叶蔬菜

**【喜欢的颜色】**绿色

**【最讨厌】**佩戴饰金属品，因为对金属过敏

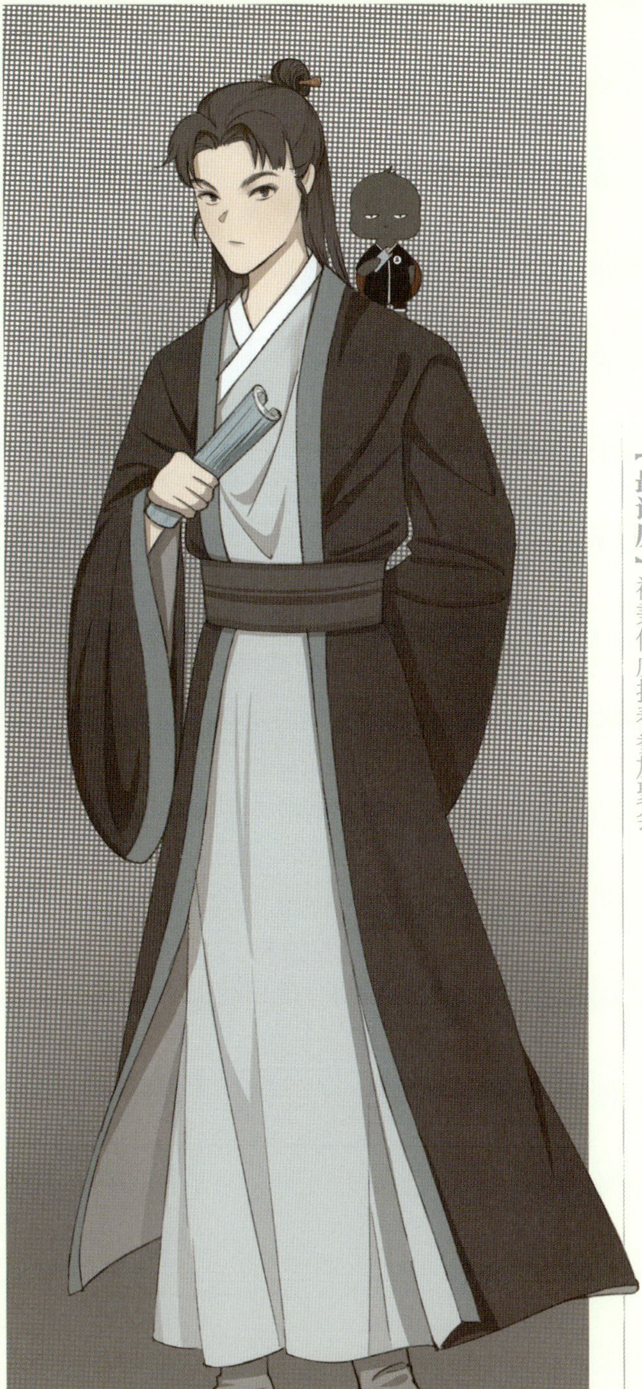

# 长智龟

**乳名** 智智

**性别** 男

【**出生地**】黑龙江

【**生辰八字**】癸卯年癸亥月壬辰日壬子时（2023年11月30日晚上11时30分）

【**喜好**】数独、围棋

【**特点**】惜字如金、博学多才

【**喜欢的食物**】冻梨、冰糖葫芦

【**喜欢的颜色**】黑色

【**最讨厌**】被秉信虎拉着参加聚会

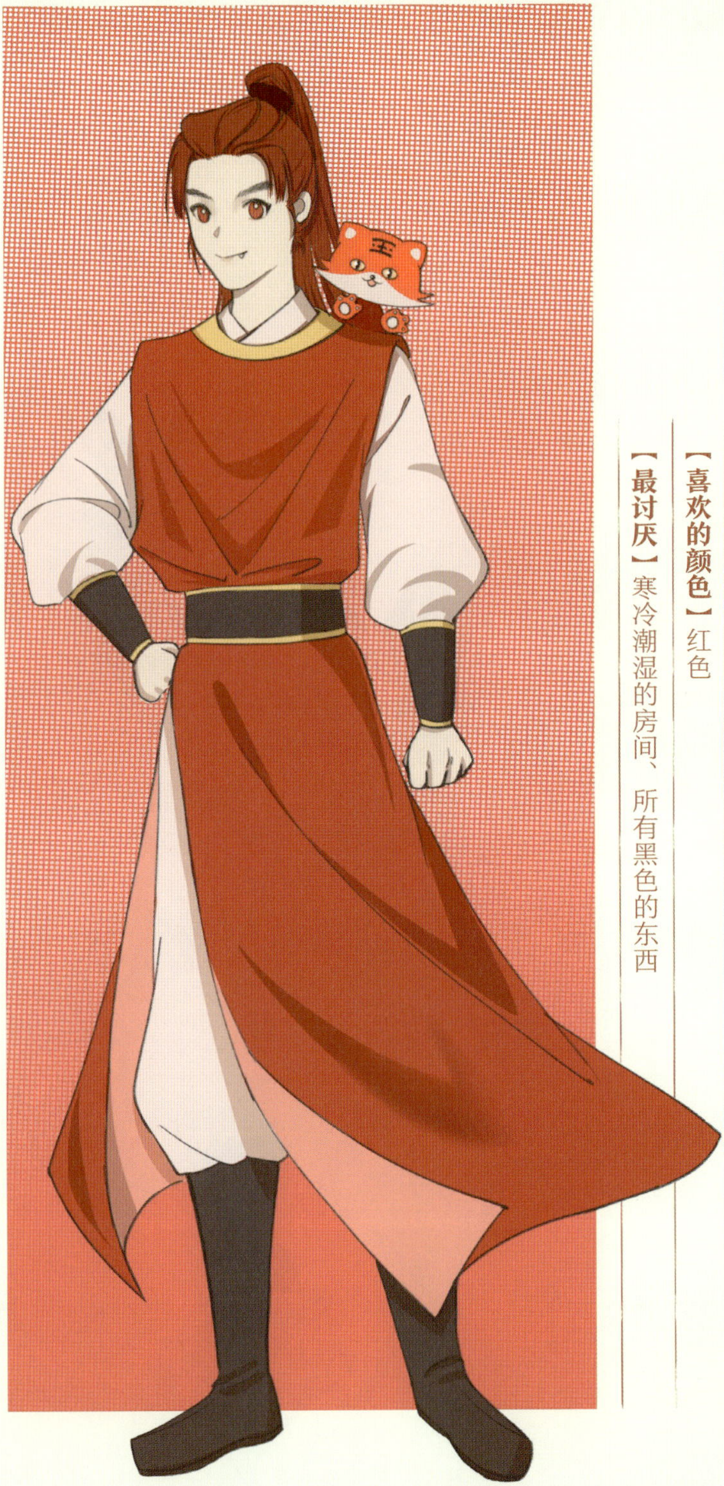

# 秉信虎

**乳名** 信信

**性别** 男

**【出生地】**广东

**【生辰八字】**癸卯年丁巳月丙寅日丁巳时（2023年5月8日早上9时35分）

**【喜好】**旅游、极限运动、参加各类活动、聚会

**【特点】**脾气急躁、爱出风头、原则性强、思维缜密、立场坚定

**【喜欢的食物】**烤串、麻辣火锅

**【喜欢的颜色】**红色

**【最讨厌】**寒冷潮湿的房间、所有黑色的东西

# 目录



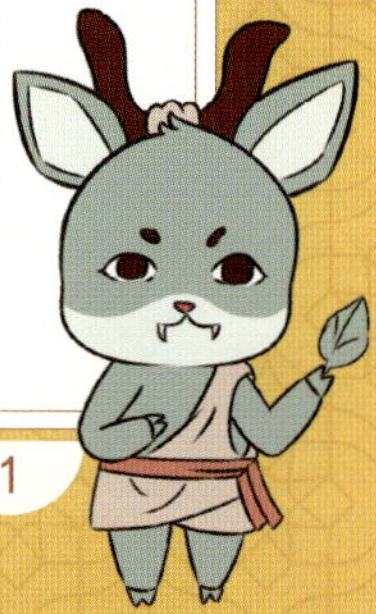

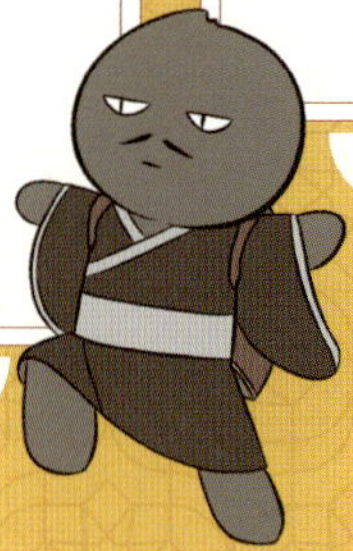

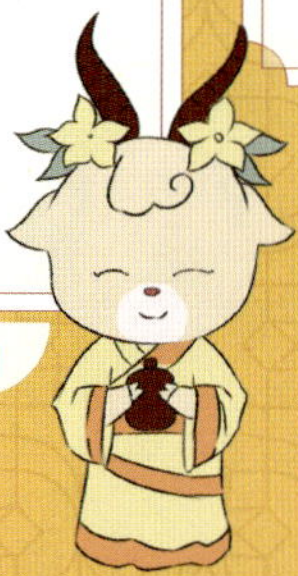

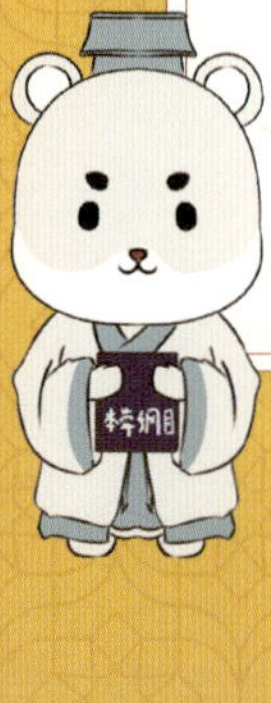

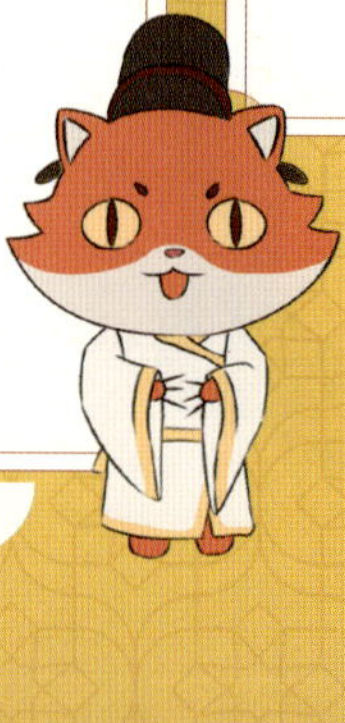

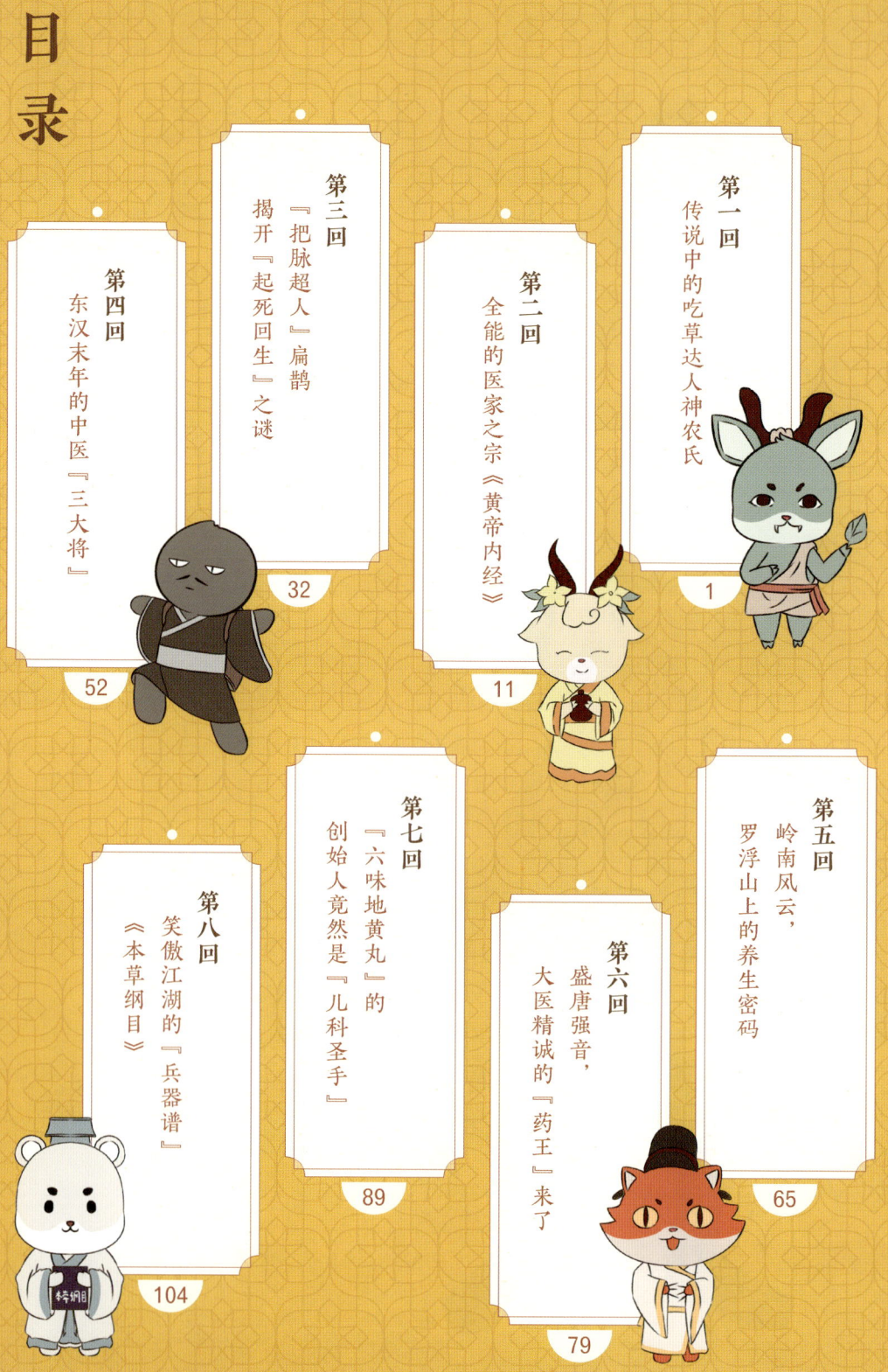

# 【第一回】

## 传说中的吃草达人神农氏

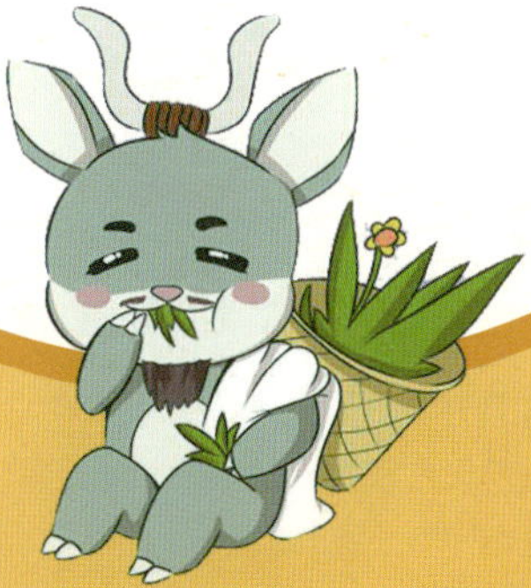

中医药是我国传统文化灿烂宝库中的重要组成部分，也是现今世界上保留最完整的传统医学体系，可以说，它是我们中华民族的宝贝。

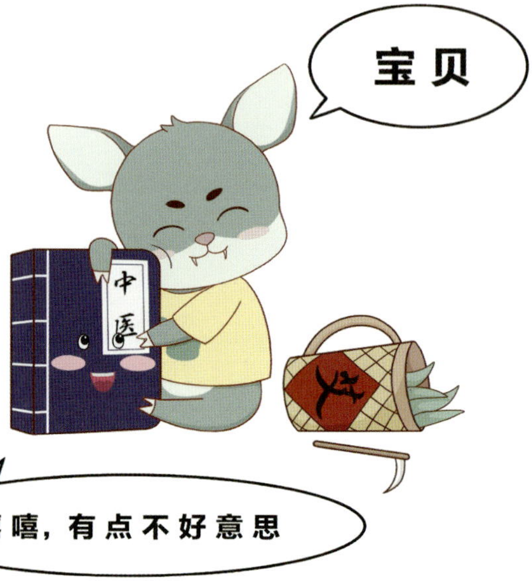


中医药的历史非常悠久，最早可以追溯到新石器时代。

**中医药文明，由我们中华民族子孙代代传承**

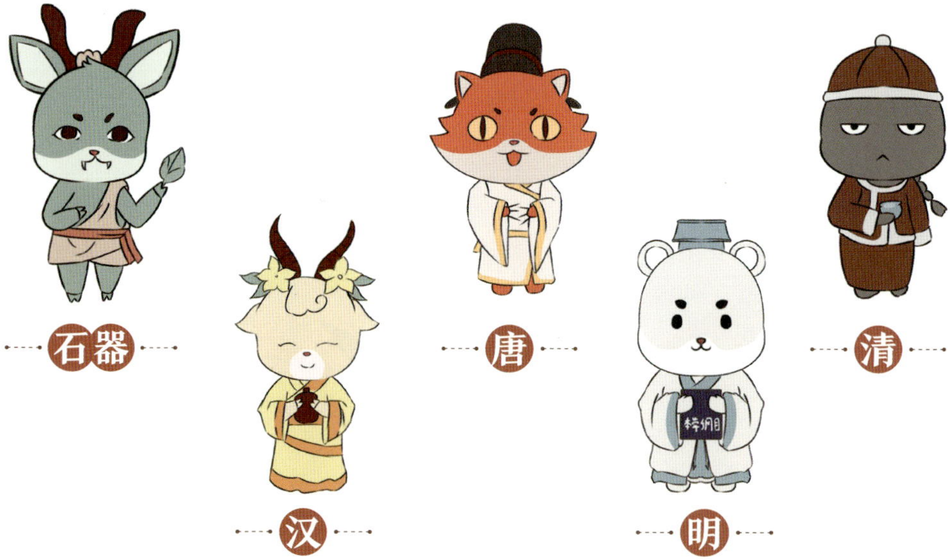

# 炎黄二帝

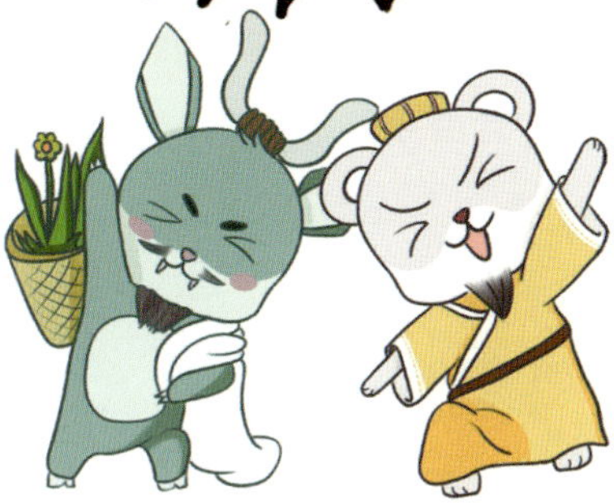

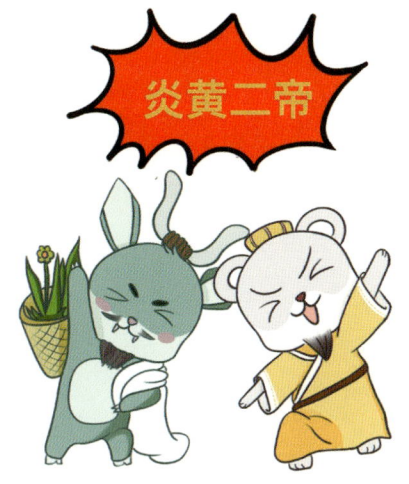

新石器时代有两位大人物，他们就是我们耳熟能详的炎帝（神农氏）和黄帝（轩辕）！

据说，中医药的发展就是从他们开始的。

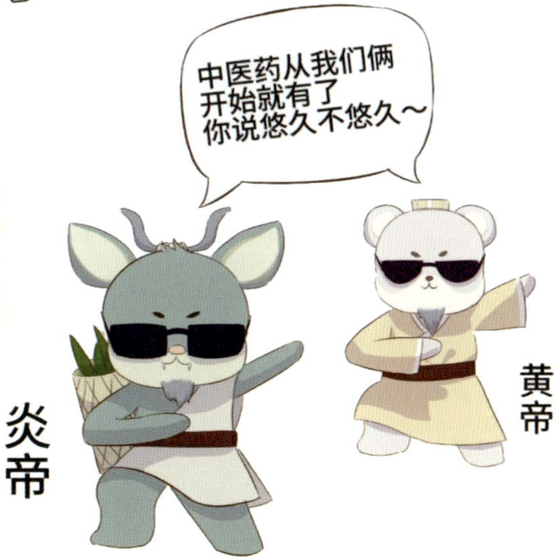
中医药从我们俩
开始就有了
你说悠久不悠久~
炎帝
黄帝

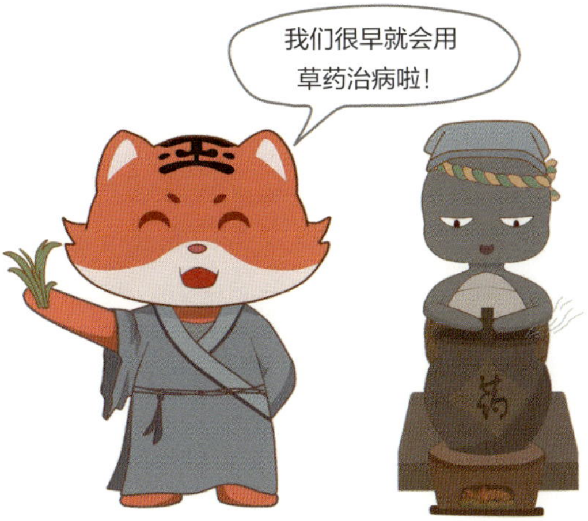
我们很早就会用
草药治病啦！

那时候，人们已经有了原始农业，逐步对各种农作物和天然植物的性能有所了解，也对它们的药用性能开始有所认识。

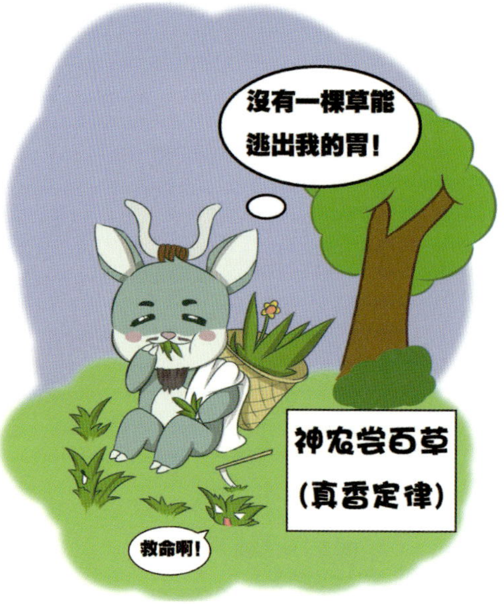
没有一棵草能逃出我的胃！
神农尝百草
（真香定律）
救命啊！

说起来，最经典的故事莫过于“神农尝百草”了！

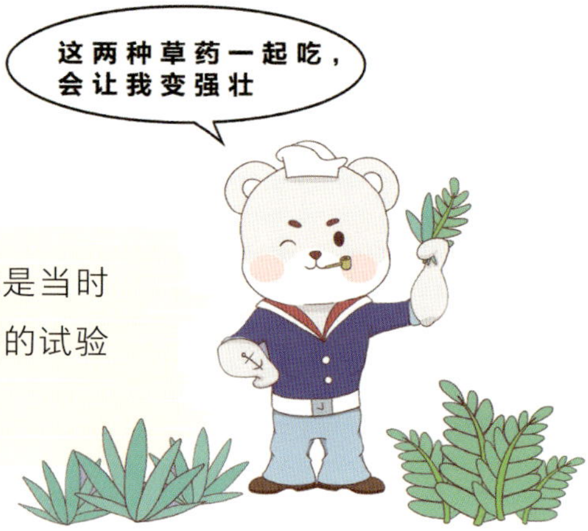
这两种草药一起吃，会让我变强壮

所谓“尝”，指的就是当时的用药都是通过人体自身的试验来了解其治疗作用的。

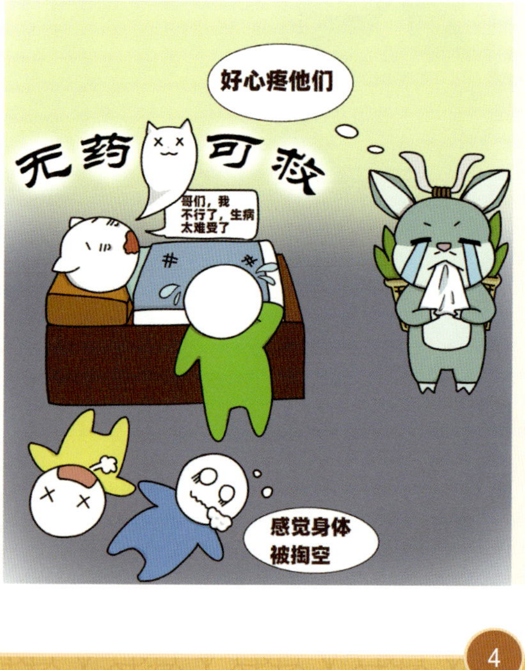
好心疼他们
无药可救
哥们，我不行了，生病太难受了
感觉身体被掏空

远古时期，由于对各种动植物了解得不多，很多人并不知道哪些可以食用，因此常常有人吃了有毒的东西而得病。炎帝（神农氏）看到人们患病无医无药，感到非常痛心。

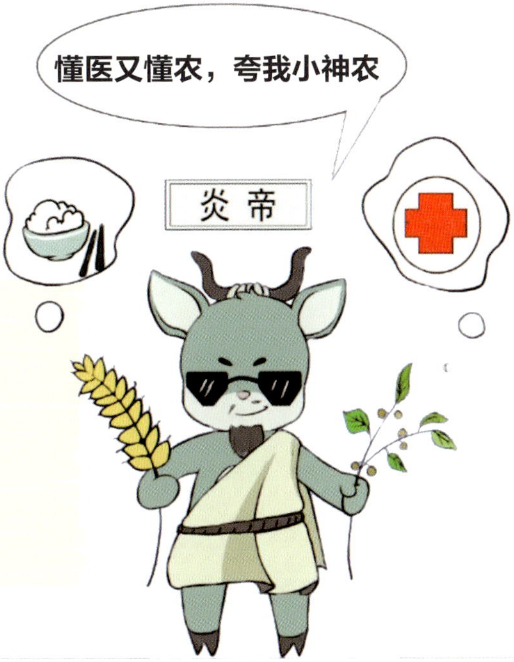
懂医又懂农，夸我小神农
炎帝

炎帝（神农氏）是当时既懂医学，又熟悉农业的“六边形战士”。（“六边形战士”指全能的人）

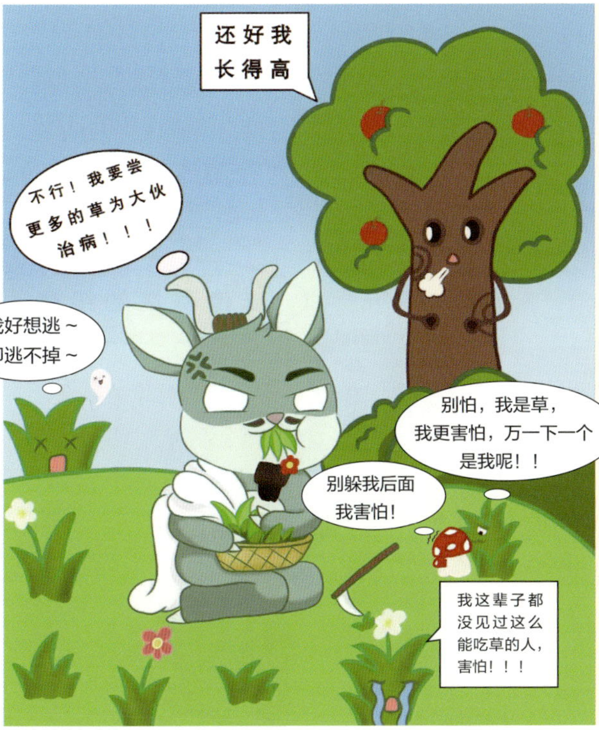
还好我长得高
不行！我要尝更多的草为大伙治病！！！
我好想逃~却逃不掉~
别怕，我是草，我更害怕，万一下一个是我呢！！
别躲我后面 我害怕！
我这辈子都没见过这么能吃草的人，害怕！！！

为了“宣药疗疾”，使百姓健康长寿，炎帝（神农氏）决定身先士卒，亲自遍尝百草，成为了“吃草达人”。他跋山涉水，走遍三湘大地，几乎嚼尝过所有植物，了解百草的平毒寒温之药性，最厉害的时候是“一日遇七十毒”。

炎帝（神农氏）在尝百草的过程中，识别了百草，发现了各种具有攻毒祛病、养生保健作用的中药，所以先民封他为“药神”。

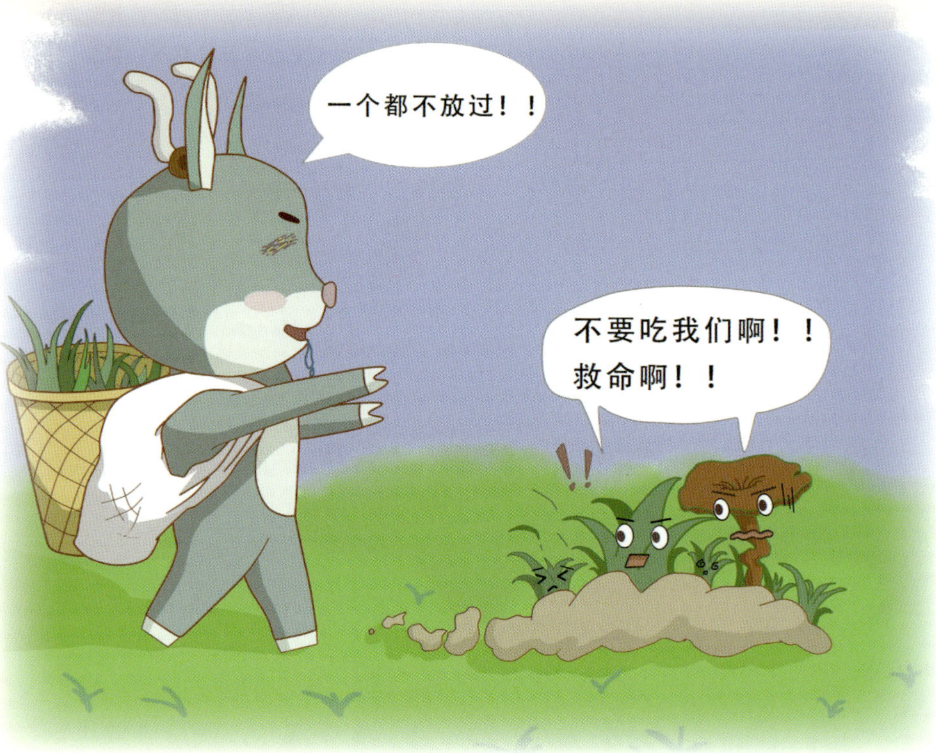


神农尝百草后，大家将他留下的宝贵经验口口相传，再经过众多医学家的搜集、总结、整理，写出了一本流传百世的经典——《神农本草经》！

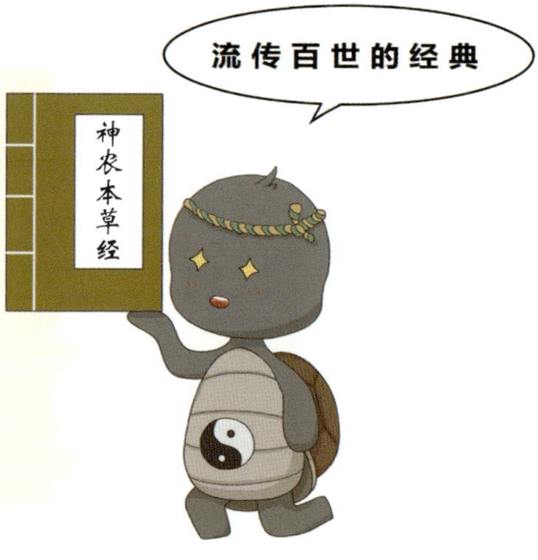

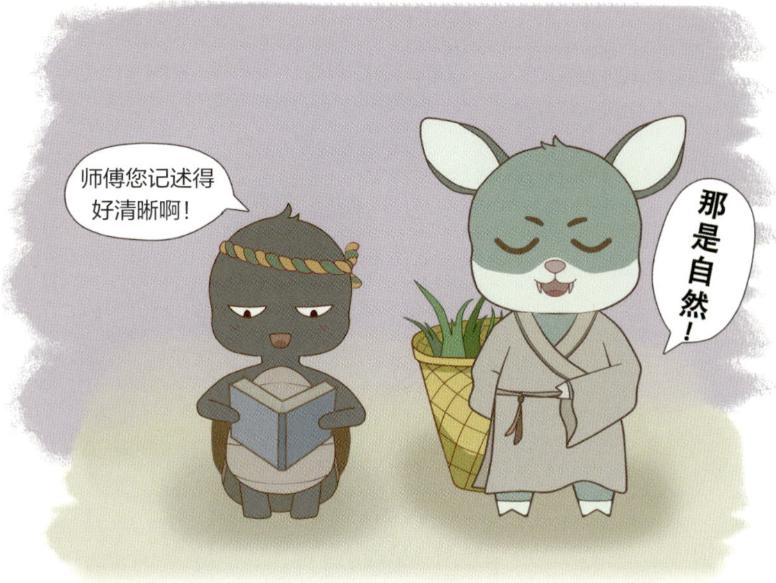
师傅您记述得
好清晰啊！
那是自然！

《神农本草经》是中国现存最早的药物学专著。全书共三卷，记载的药物包括动、植、矿三类，共365种，而且对每种药物都详细介绍了它的性味、功能与主治。另外，它还简要记述了药的基本理论，例如是否有毒、四气五味、服药方法等。

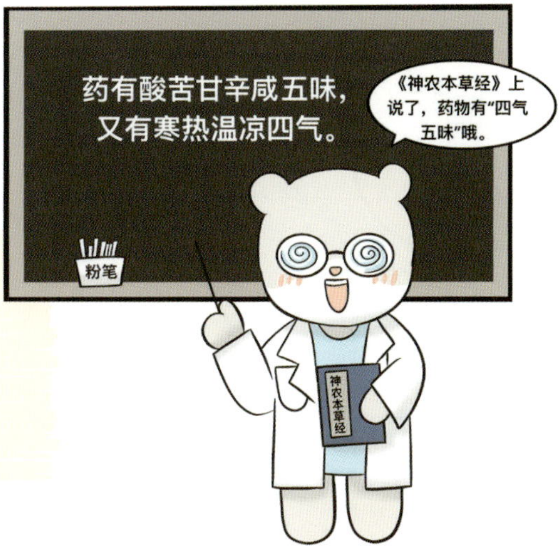
药有酸苦甘辛咸五味，
又有寒热温凉四气。
《神农本草经》上说了，药物有“四气五味”哦。
粉笔
神农本草经

药物的“四气五味”理论最早就是出自于《神农本草经》。

四气指药物有寒、热、温、凉四种不同的药性，又称四性。四气之中寓有阴阳含义：寒凉属阴，温热属阳。

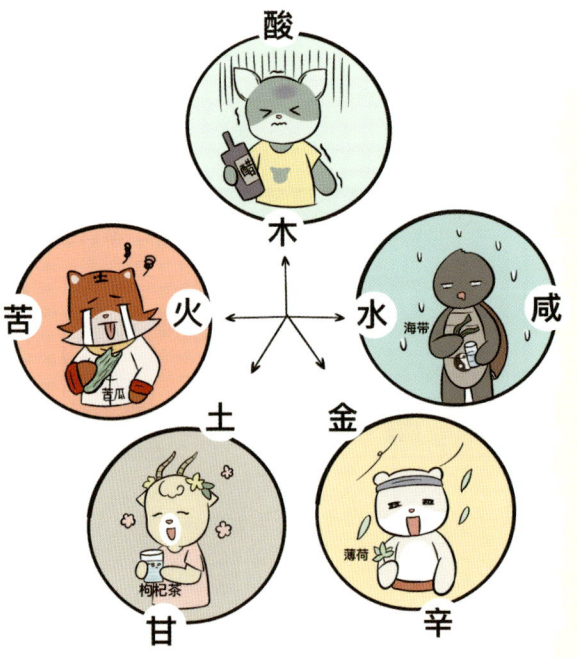

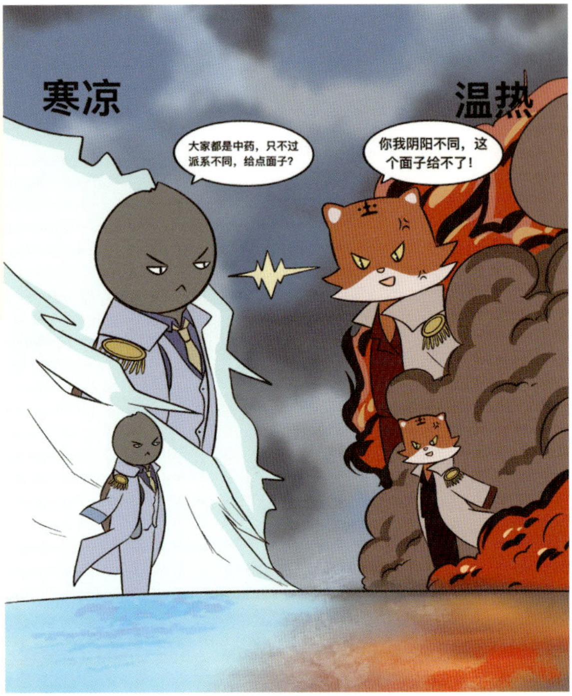

五味指药物有酸、苦、甘、辛、咸五种不同的药味，既代表了药物的味道，又包含了药物的作用，而后者构成了五味理论的主要内容。五味具有五行的属性，具体就是酸味属木、苦味属火、甘味属土、辛味属金、咸味属水。

每味中药的四气五味都不同，因而有不同的治疗作用。

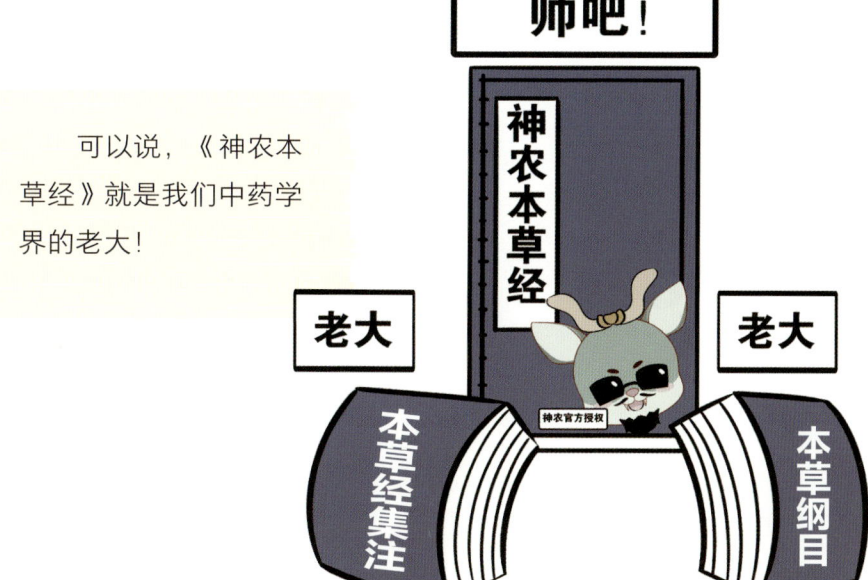

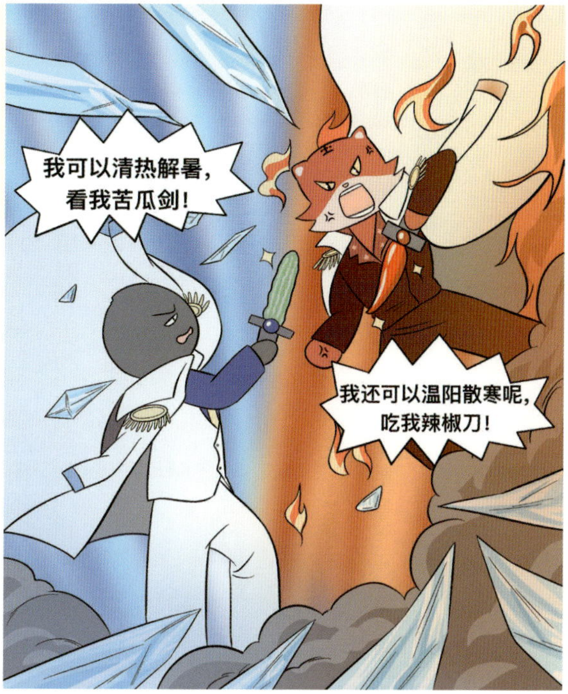


可以说，《神农本草经》就是我们中药学界的老大！

知识卡片

## 有意思的『君臣佐使』

君臣佐使，出自《神农本草经》：『药有君臣佐使，以相宣摄合和。』

它原指君主、臣僚、僚佐、使者四种人分别起着不同的作用，药物学则是用君臣关系来说明药物在配伍中的不同角色，如药方中，起到主要作用的为君药，辅助君药加强治疗效果的为臣药，配合君药和臣药治疗或者减少君药、臣药毒性的为佐药，调和方中各种药物或引导其他药物到达特定位置的为使药。

它要求医生在组方时，应该充分考虑药物的特性，方中既要有君药、臣药，还要有起协助作用的佐使之药。其比例可按照一君、二臣、三佐、五使或一君、三臣、九佐使的原则来处理。如小柴胡汤中，君药为柴胡，臣药为黄芩，佐药为半夏、生姜、人参、大枣，使药为炙甘草。

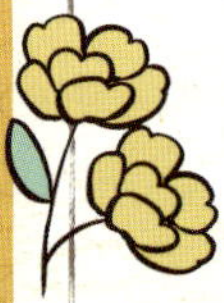

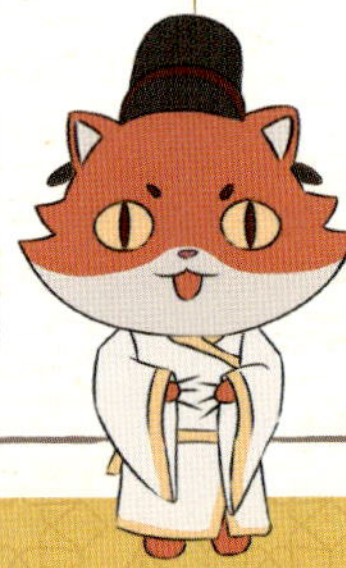

冷知识

## 原来《神农本草经》作者不是炎帝（神农氏）

《神农本草经》，又称《本草经》或《本经》，是中医四大经典著作之一、最早的中药学著作。它起源于神农氏，代代口耳相传，于东汉时期集结整理成书，成书非一时，作者亦非一人，是秦汉时期众多医学家搜集、总结、整理当时药物学经验成果的专著，是对中国中医药的第一次系统总结。

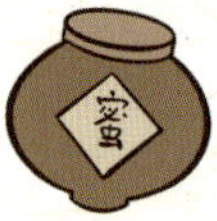

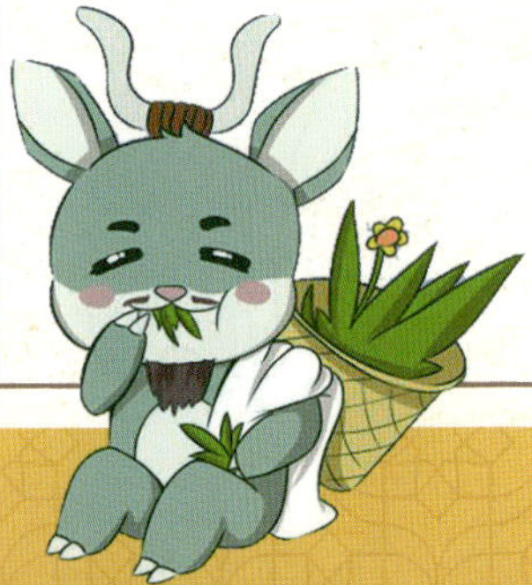

# 【第二回】

## 全能的医家之宗《黄帝内经》

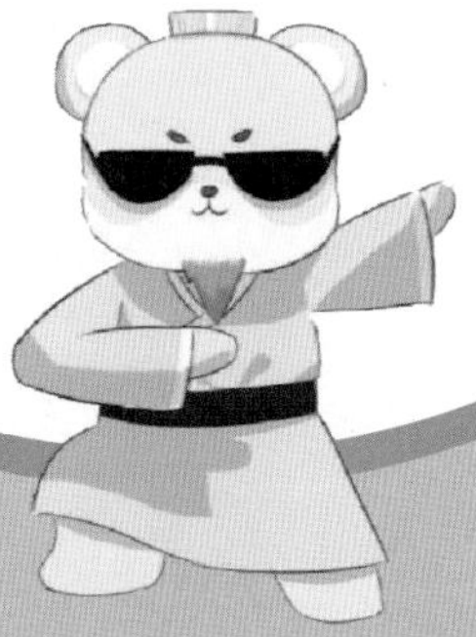

上回说到《神农本草经》是最早的中药学著作，那么，最早的医书又是哪本呢？没错，它就是中国现存最早、影响最大，被后世尊为“医家之宗”的《黄帝内经》！

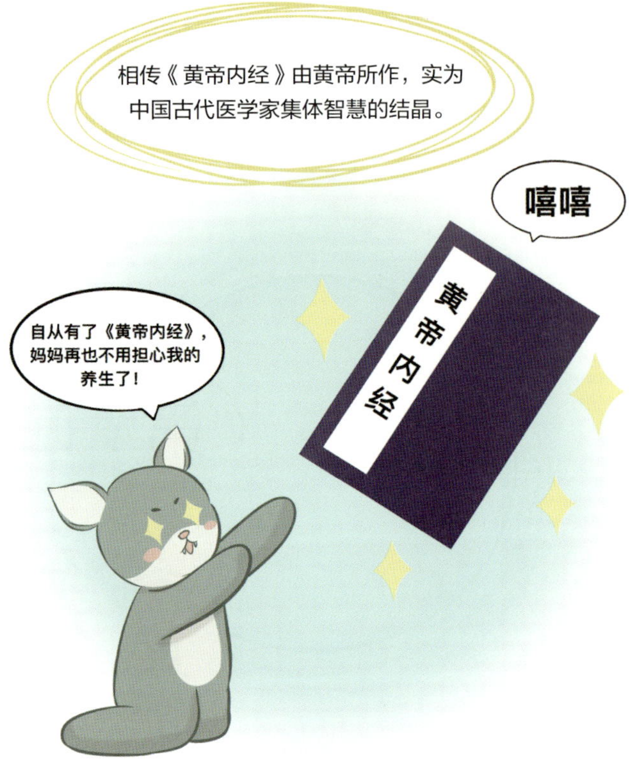
相传《黄帝内经》由黄帝所作，实为中国古代医学家集体智慧的结晶。
嘻嘻
黄帝内经
自从有了《黄帝内经》，妈妈再也不用担心我的养生了！

# 中医界四大天王

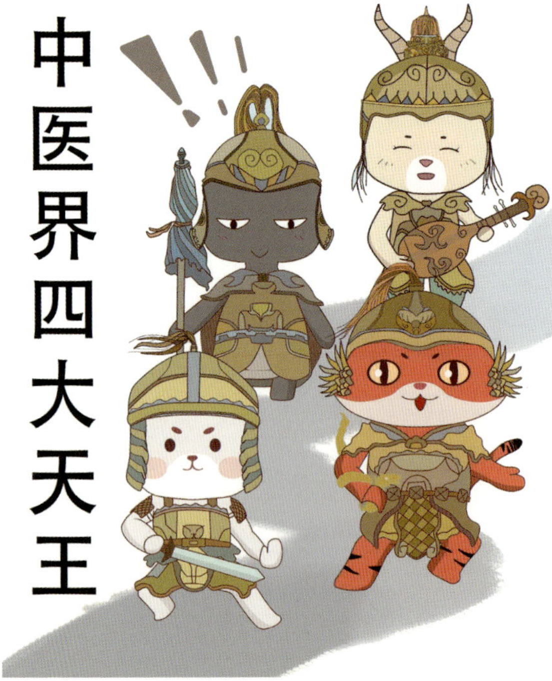

说起《黄帝内经》，那就厉害了。它和《难经》《伤寒杂病论》《神农本草经》一起，被誉为传统医学经典著作的“四大天王”。这四部医学著作的问世，标志着中医理论体系的形式。

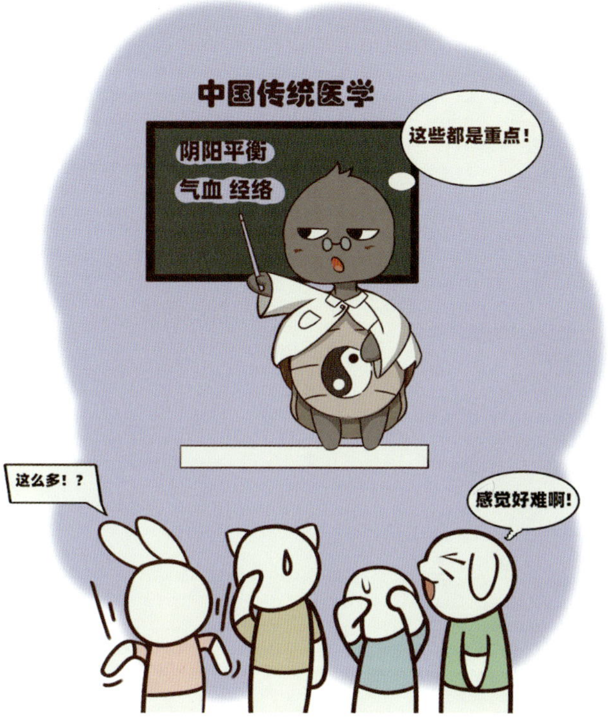


《黄帝内经》实际上为先秦两汉医学大全集，其作为一本综合性的医书，在黄老道家理论上建立的“阴阳五行学说”“脉象学说”“藏象学说”“经络学说”“病因学说”“病机学说”，体现了天人合一的整体观念和辨证论治的理念。

而且将古代哲学、天文学、气象学、物候学、生物学、地理学、数学、社会学、心理学、音律学等知识和成果结合到医学中。

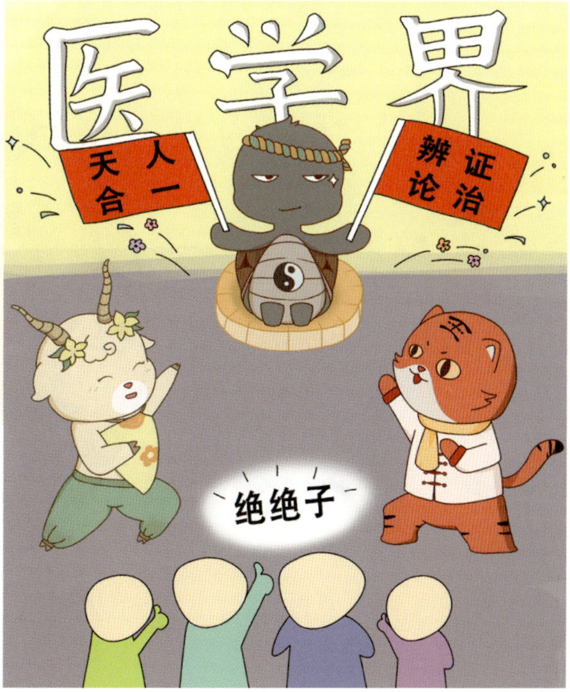

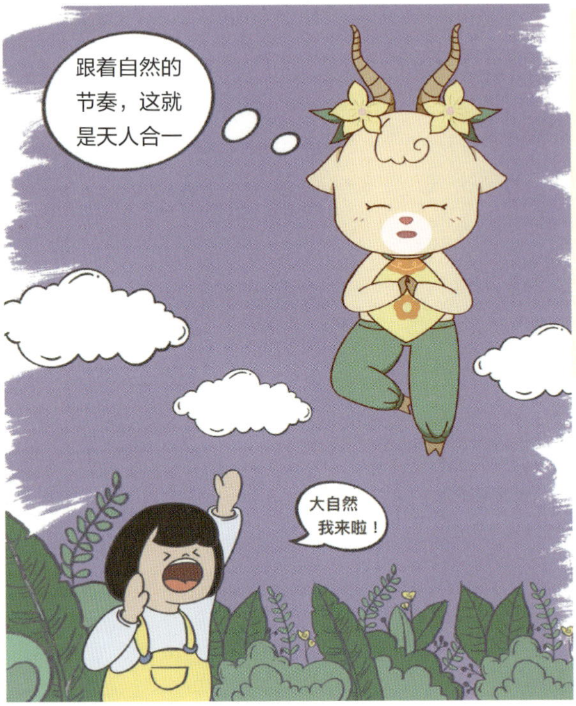
跟着自然的节奏，这就是天人合一
大自然我来啦！

《黄帝内经》认为人与自然息息相关，是相参相应的，自然界的运动变化无时无刻不对人体产生影响，这就是传说中的“天人合一”的理念。

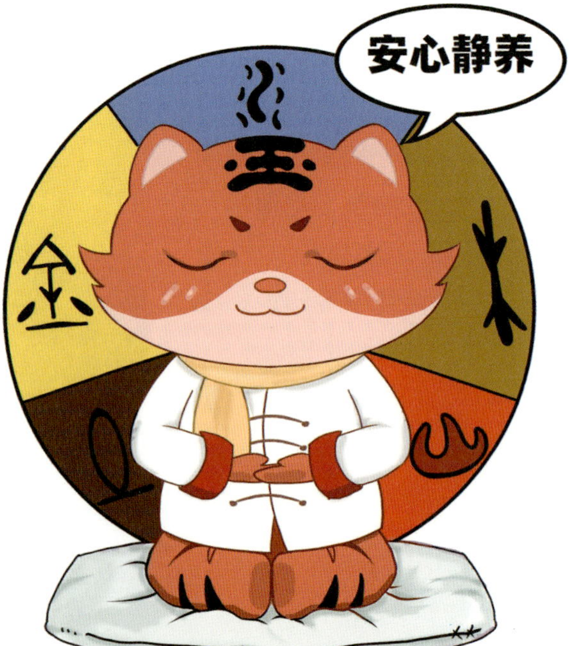
安心静养

“天人合一”的核心，其实就是人类生活在自然界中，周围的一切事物都会影响人体的健康。

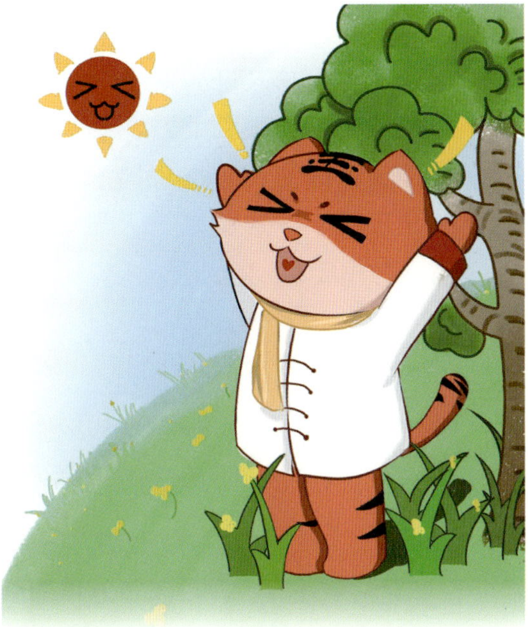

天气晴朗的时候，
人会觉得神清气爽。

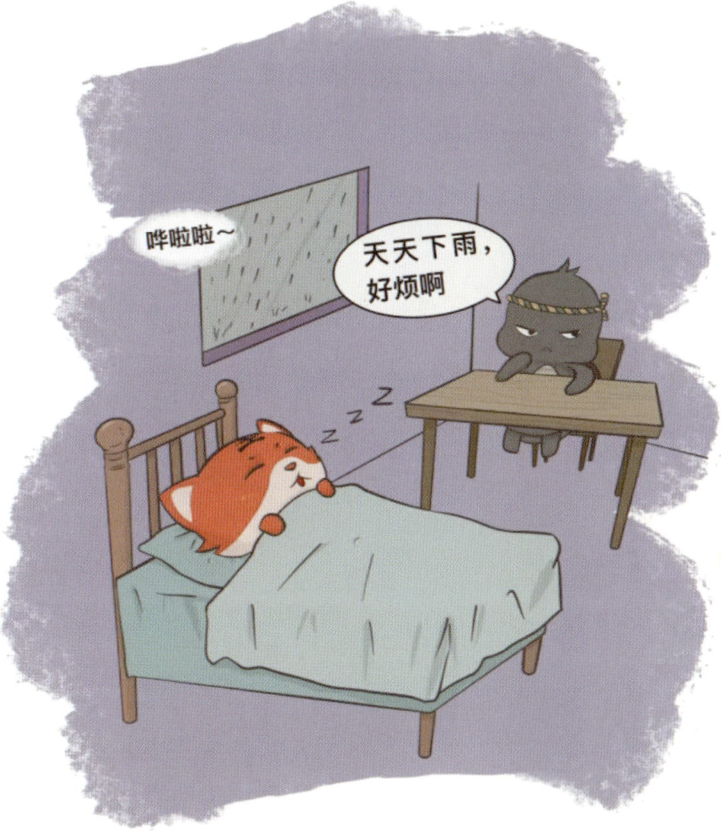


天阴多雨的
时候，人会觉得
郁闷犯懒。

当北方人来到南方，或者南方人去到北方，环境突然改变，会出现“水土不服”。这就是“人与天地相应也”的表现。

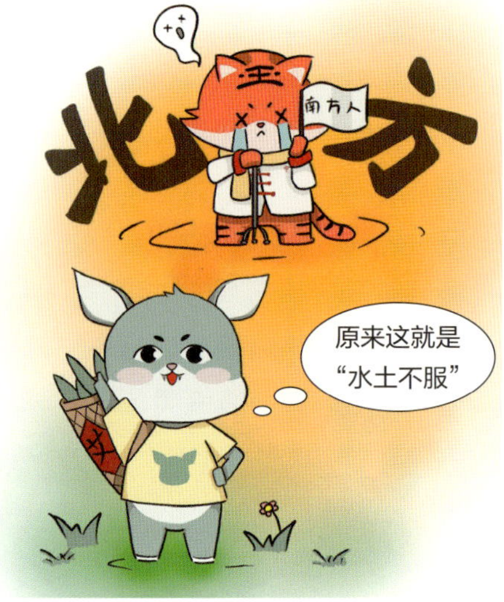
北方
南方人
原来这就是“水土不服”

还有，四季还与人体的脏腑相关，如春应肝，夏应心，长夏应脾，秋应肺，冬应肾。

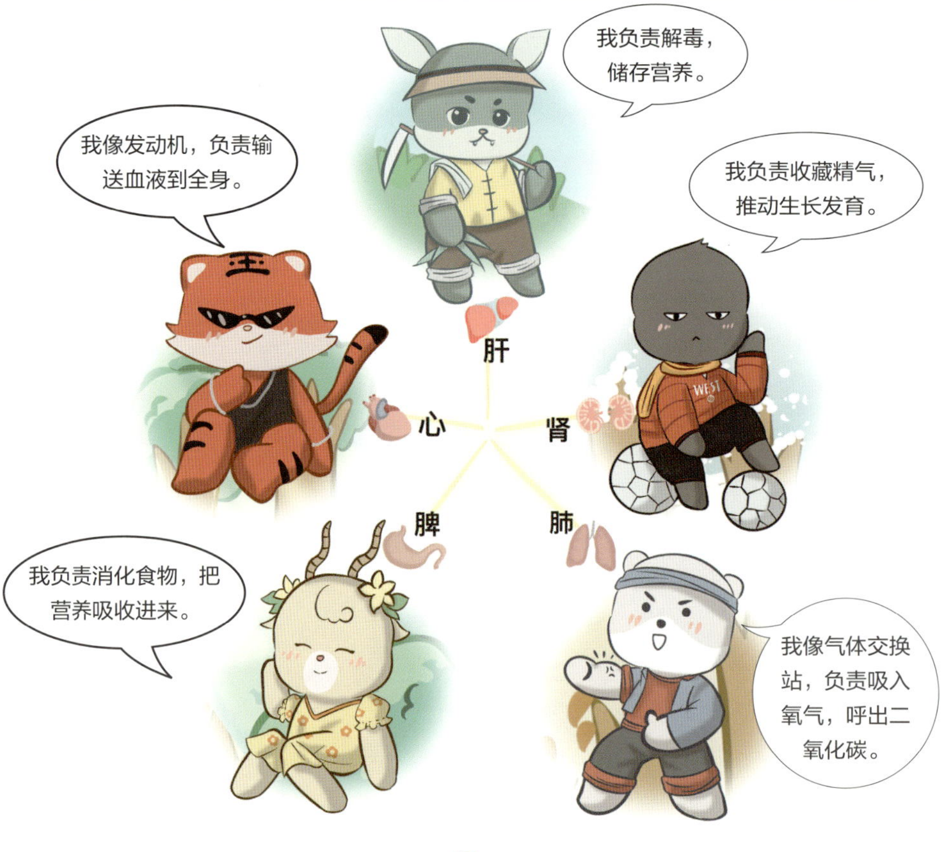
我负责解毒，储存营养。
我像发动机，负责输送血液到全身。
我负责收藏精气，推动生长发育。
肝
心
肾
脾
肺
我负责消化食物，把营养吸收进来。
我像气体交换站，负责吸入氧气，呼出二氧化碳。

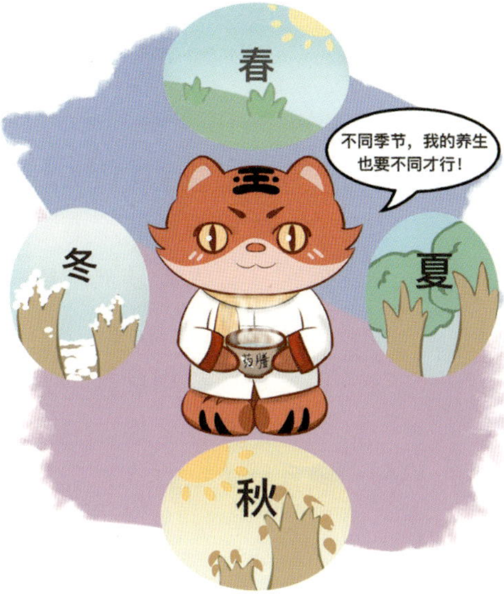
春
夏
秋
冬
不同季节，我的养生也要不同才行！
药膳

因此，“天人合一”的思想，也成为中医效法自然，提倡四季养生的重要依据。

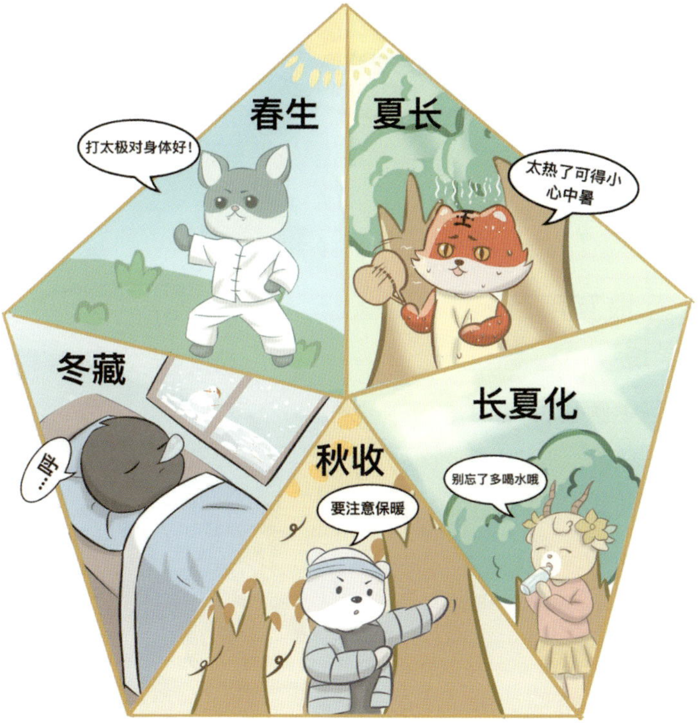
春生
夏长
长夏化
秋收
冬藏
打太极对身体好！
太热了可得小心中暑
别忘了多喝水哦
要注意保暖

总之，人生于天地之间，依赖于自然以生存，也就必然受到自然规律的支配和制约，一定要顺应自然，根据周围环境的变化来调整饮食和生活方式，以达到养生保健的目的。

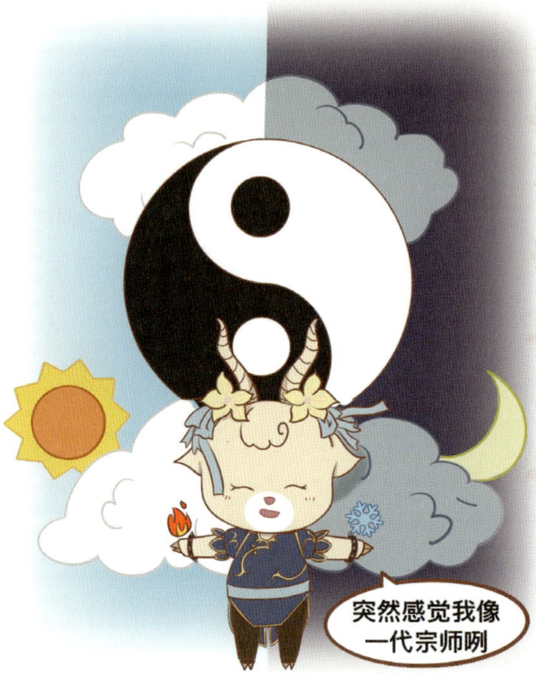
突然感觉我像
一代宗师咧

除了“天人合一”，《黄帝内经》的医学思想也非常丰富哦！“人”是一个整体，五脏六腑等器官是存在相互影响的，体现在生理、脏腑及经络中。

### 1．互根互用互制的阴阳学说

阴阳是中医里面常用的对立统一概念，阴阳两个方面的不断运动和相互作用形成万物的变化。

阴阳者，天地之道也，万物之纲纪，变化之父母，生杀之本始，神明之府也。治病必求于本。——《素问·阴阳应象大论》

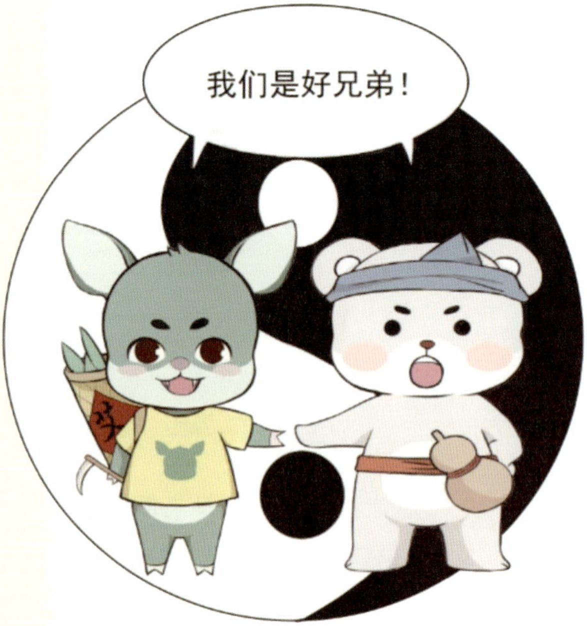
我们是好兄弟！

有时它们可以相伴相行。

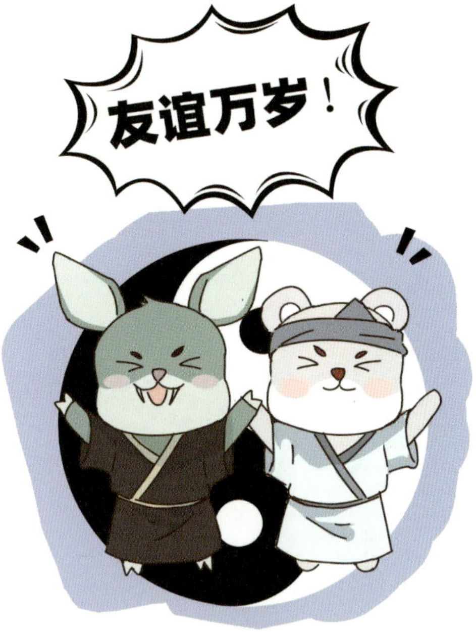
友谊万岁！

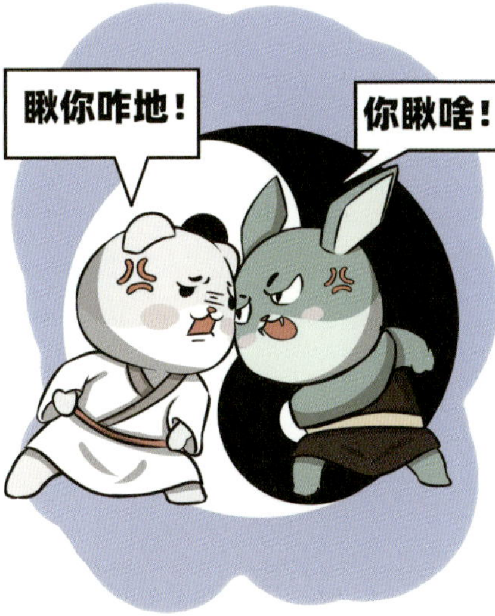
瞅你咋地！
你瞅啥！

有时它们之间会有矛盾。

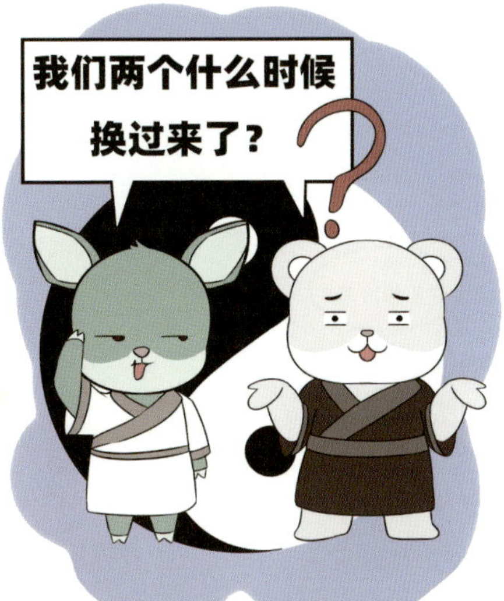
我们两个什么时候换过来了？

甚至还有时候它们会相互转化。

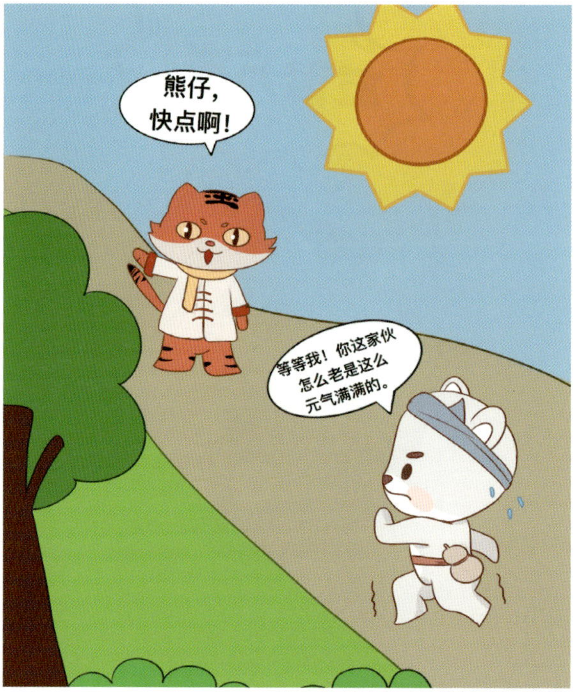
熊仔，
快点啊！
等等我！你这家伙
怎么老是这么
元气满满的。

运动的、外向的、上升的、温热的、明亮的都属于阳。

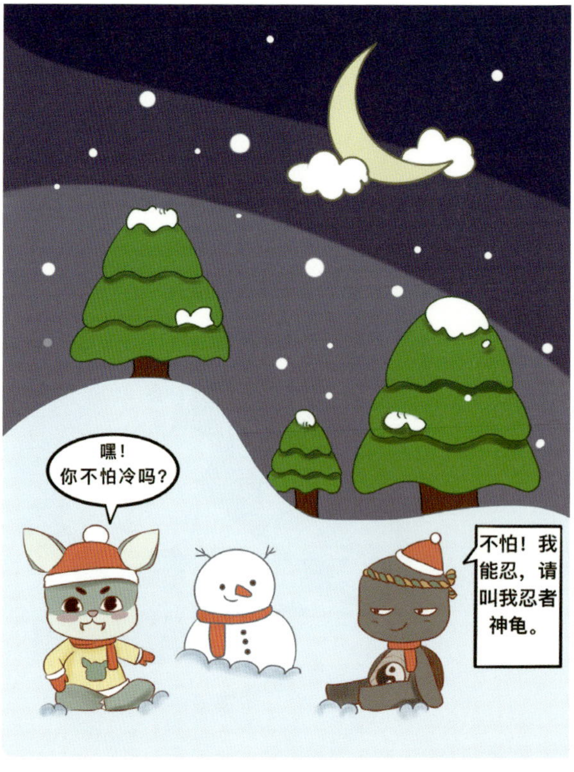
嘿！
你不怕冷吗？
不怕！我
能忍，请
叫我忍者
神龟。

静止的、内守的、下降的、寒冷的、晦暗的都属于阴。

总之，万事万物，皆由阴阳组成。

阴阳平衡，人的身体就会健康；一旦失衡，就像电池充不上电或者过度放电一样，身体会出毛病。

故积阳为天，积阴为地。阴静阳躁，阳生阴长，阳杀阴藏。阳化气，阴成形。寒极生热，热极生寒；寒气生浊，热气生清；清气在下，则生飧泄，浊气在上，则生䐜胀。此阴阳反作，病之逆从也。——《素问 · 阴阳应象大论》

## 2．很有“个性”的五行学说

五行学说是以木、火、土、金、水五种基本物质来解释各种事物和现象基本规律的学说，这五种元素之间存在着相互促进、相互制约，维持动态平衡的关系。木、火、土、金、水五兄弟组成了一支超强的五星战队。

天有四时五行，以生长收藏，以生寒暑燥湿风。人有五脏，化五气，以生喜怒悲忧恐。——《素问 · 阴阳应象大论》

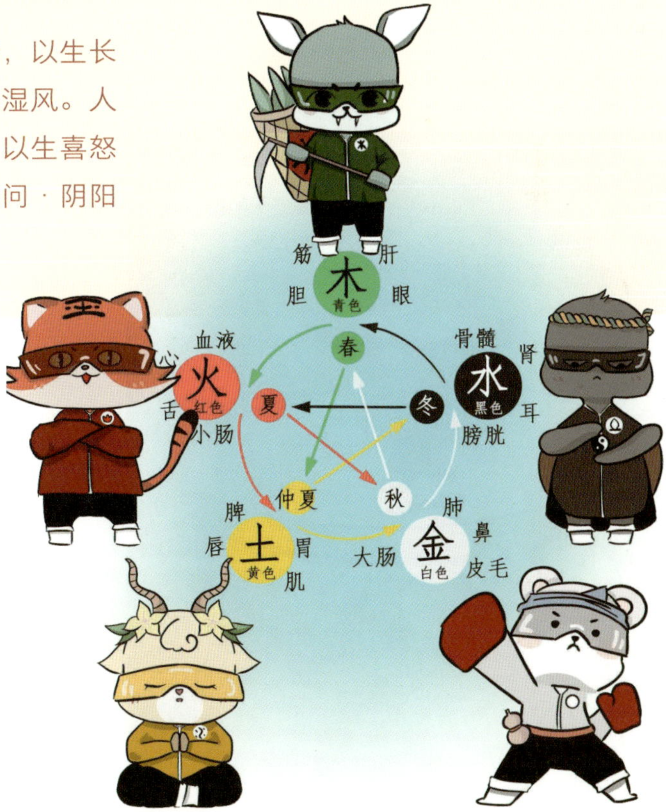

在中医理论中，大哥“木”充满朝气与活力，积极向上天天打“鸡血”。

东方生风，风生木，木生酸，酸生肝，肝生筋，筋生心，肝主目。——《素问·阴阳应象大论》

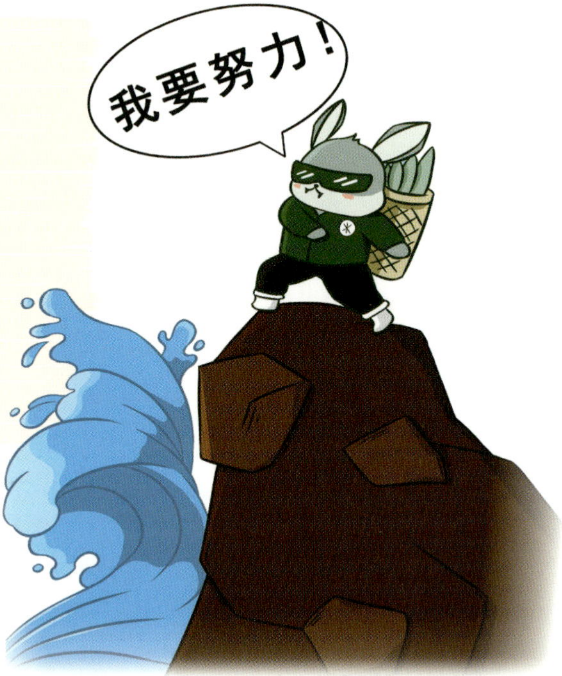


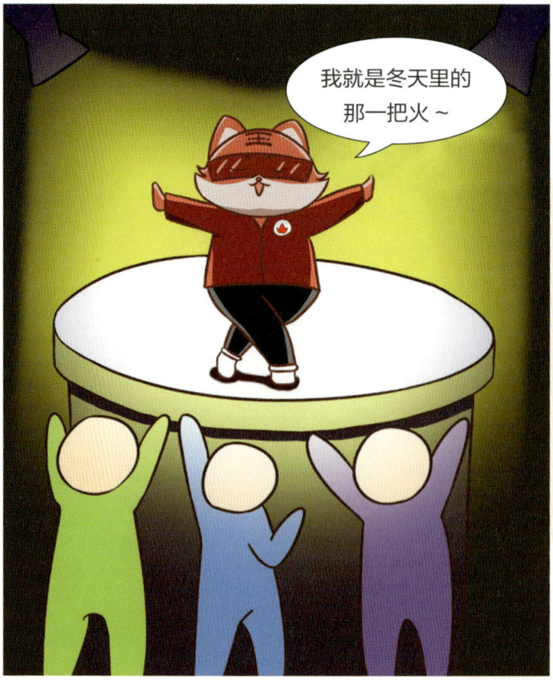


二弟“火”热情外向，是个十足的“大暖男”。

南方生热，热生火，火生苦，苦生心，心生血，血生脾，心主舌。——《素问·阴阳应象大论》

三妹“土”敦厚老实，能包容一切。

中央生湿，湿生土，土生甘，甘生脾，脾生肉，肉生肺，脾主口。——《素问·阴阳应象大论》

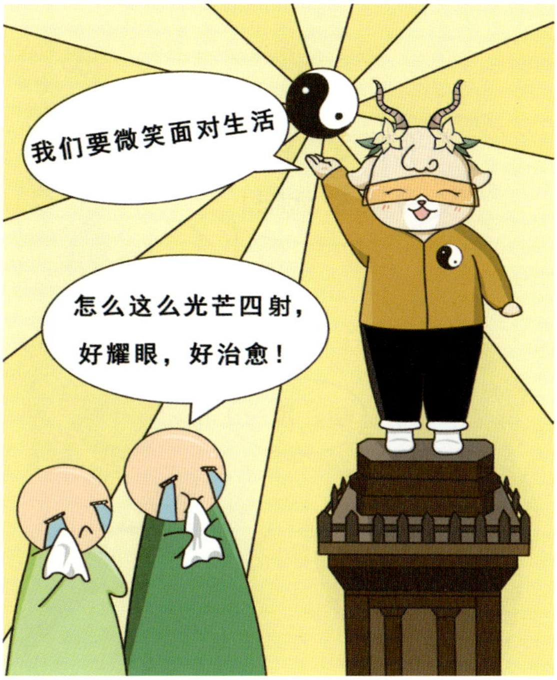
我们要微笑面对生活
怎么这么光芒四射，好耀眼，好治愈！

四弟“金”刚毅果断，靠谱稳重，天生就是当“领导”的苗子。

西方生燥，燥生金，金生辛，辛生肺，肺生皮毛，皮毛生肾，肺主鼻。——《素问·阴阳应象大论》

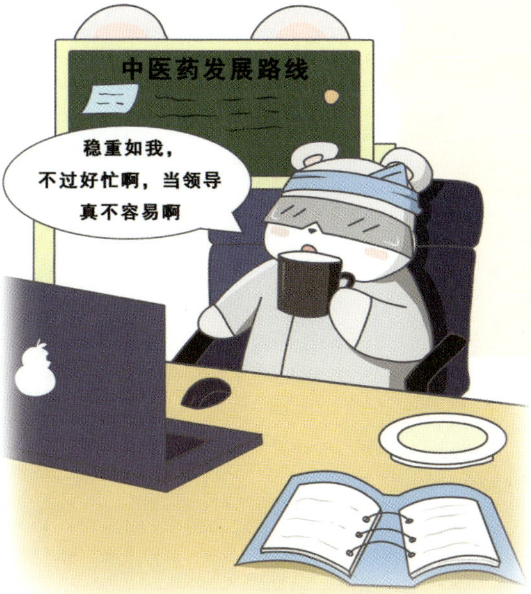
中医药发展路线
稳重如我，不过好忙啊，当领导真不容易啊

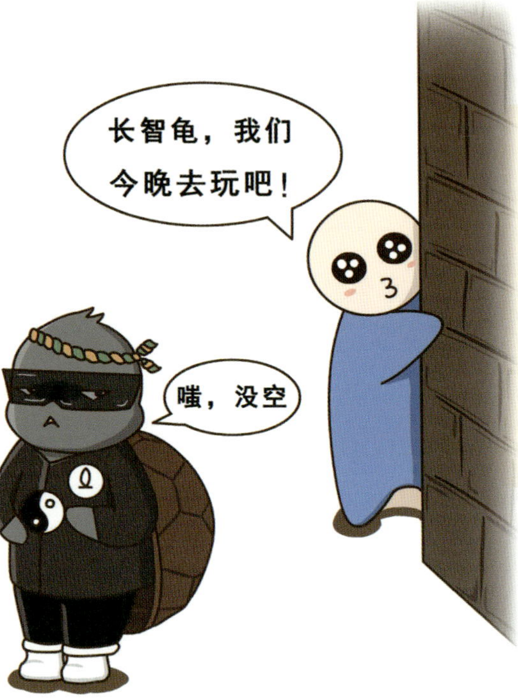
长智龟，我们
今晚去玩吧！
嗤，没空

五弟“水”柔情内敛，但又十分“高冷”。

北方生寒，寒生水，水生咸，咸生肾，肾生骨髓，髓生肝，肾主耳。——《素问·阴阳应象大论》

五兄弟姐妹互相帮助。

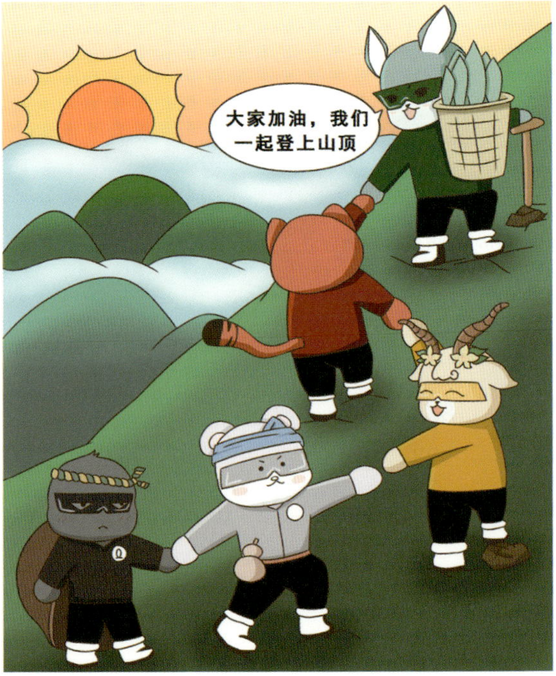
大家加油，我们
一起登上山顶

同时也相互牵制。

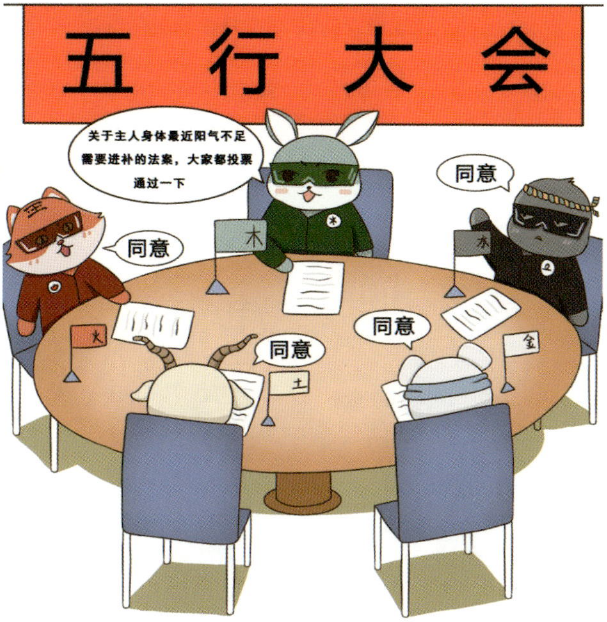

五行大会
关于主人身体最近阳气不足需要进补的法案，大家都投票通过一下
同意
同意
同意
同意
木
水
火
土
金


如果身体中“五星战队”相生相克的平衡关系被打破，身体这个大家庭就不和谐了，也就生病了。

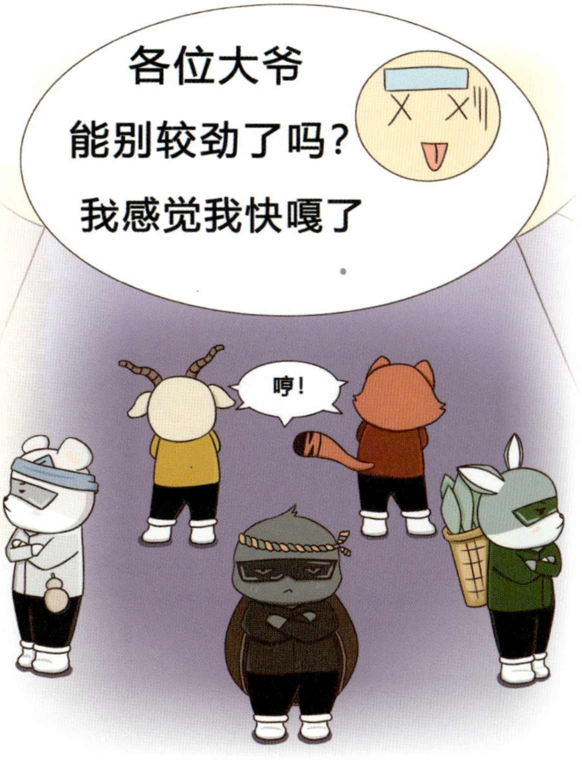

各位大爷
能别较劲了吗？
我感觉我快嘎了
哼！

### 3．能量天团——精气血津液学说

说起精气血津液，那可是个“来无影去无踪”的能量偶像“天团”，简直太酷了。

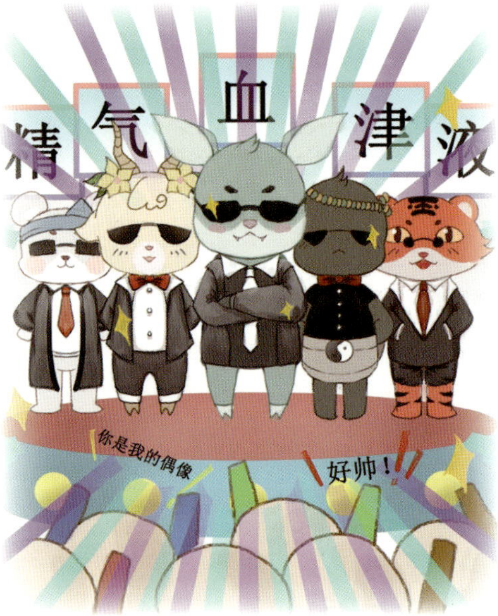

精
气
血
津
液
你是我的偶像
好帅！


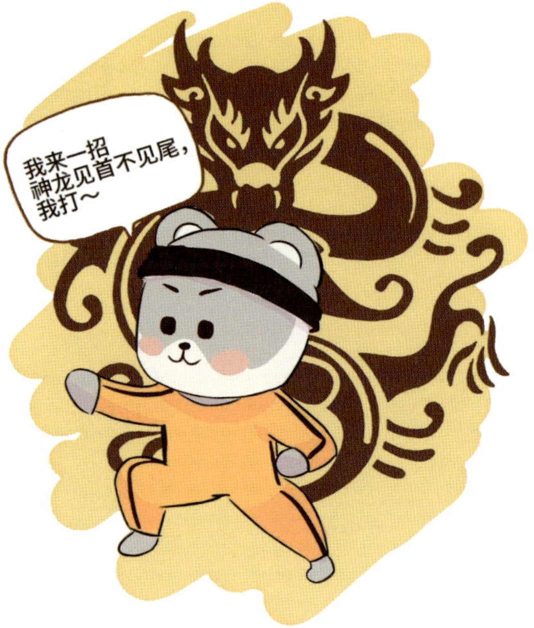

我来一招神龙见首不见尾，我打～


它们既产生于身体各个组织器官，

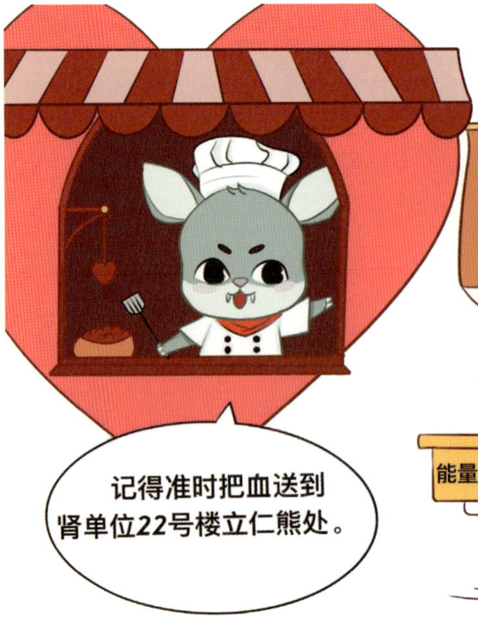

麝家心血
记得准时把血送到肾单位22号楼立仁熊处。


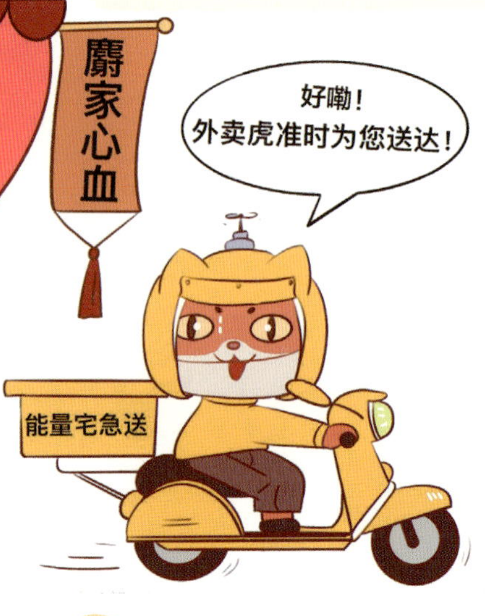

好嘞！
外卖虎准时为您送达！
能量宅急送

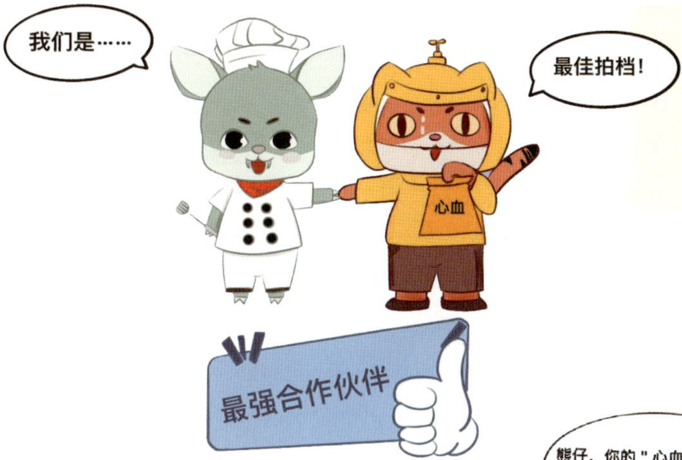
我们是……
最佳拍档！
心血
最强合作伙伴

又反哺回馈能量，满足正常的生理代谢需求。

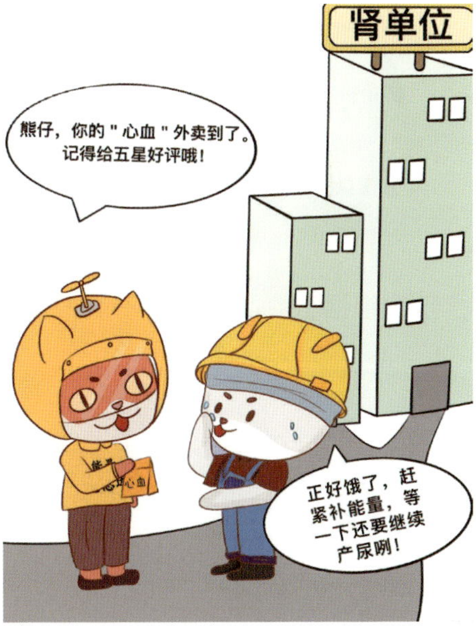
肾单位
熊仔，你的"心血"外卖到了。记得给五星好评哦！
心血
正好饿了，赶紧补能量，等一下还要继续产尿咧！

可以说这种合作简直是天衣无缝。

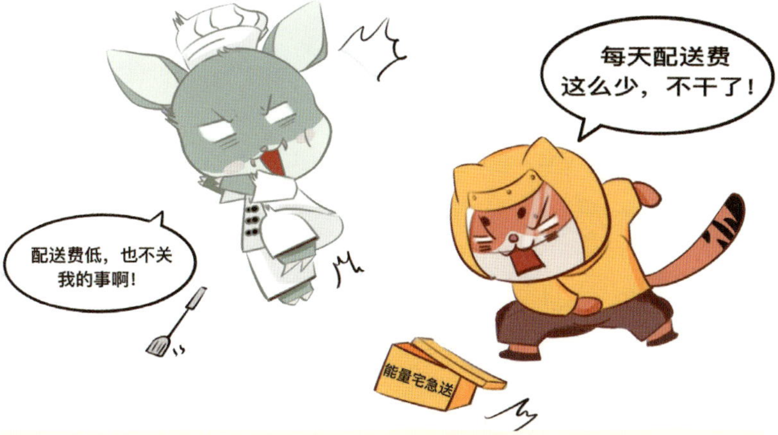
每天配送费这么少，不干了！
配送费低，也不关我的事啊！
能量宅急送

可是，一旦它们“罢工”，后果就非常严重了……

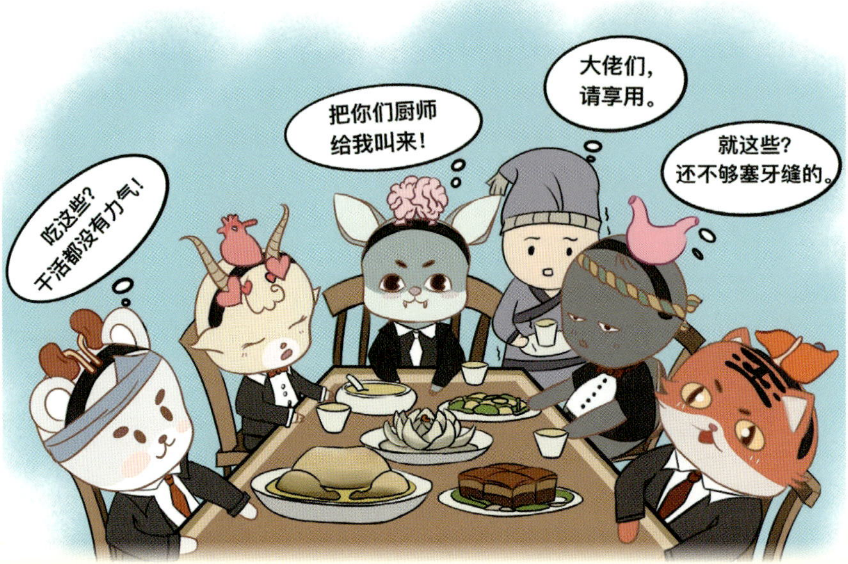
吃这些？
干活都没有力气！
把你们厨师
给我叫来！
大佬们，
请享用。
就这些？
还不够塞牙缝的。

组织器官会因为能量不足，出现异常，最终导致疾病的发生。

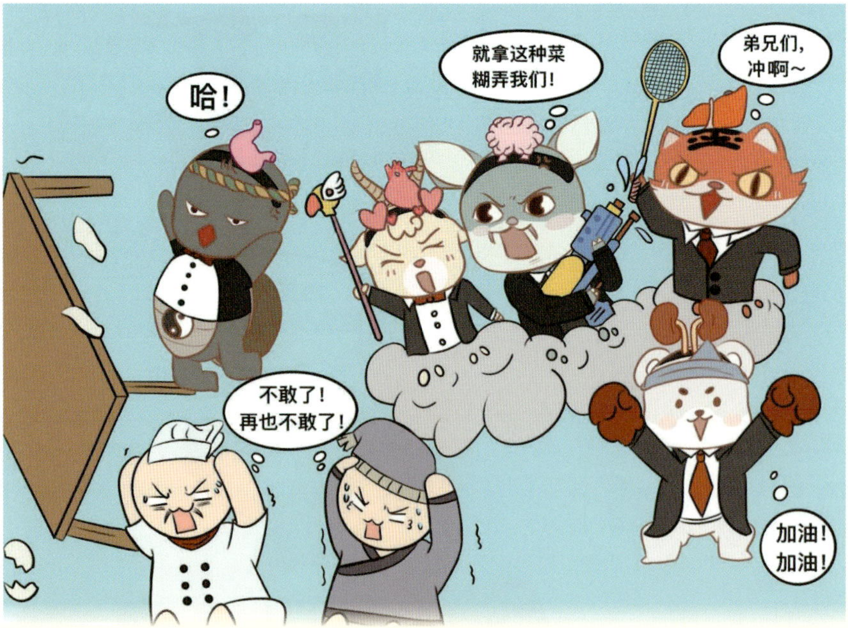
哈！
就拿这种菜
糊弄我们！
弟兄们，
冲啊～
不敢了！
再也不敢了！
加油！
加油！

所以，对待精气血津液这些“能量天团”，一定要非常小心哦！

### 4. 经络学说

经络，是人体运行气血的通道，就像我们运输能量供应全身的“高速公路”。而每条经络都布满了许许多多的“穴位”，“穴位”就像每条高速公路上的中转“服务站”，负责保证道路畅通，从而实现气血运行正常，机体健康。

经脉为里，支而横者为络，络之别者为孙。——《灵枢 · 脉度》

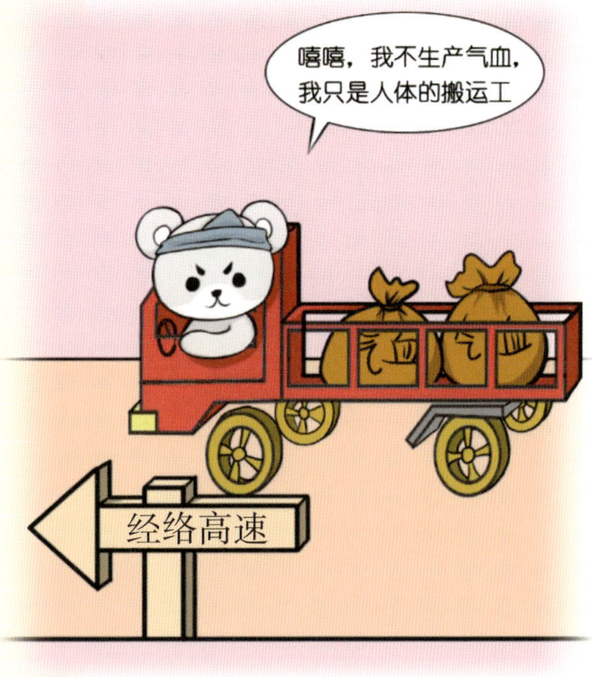
嘻嘻，我不生产气血，
我只是人体的搬运工
经络高速

《黄帝内经》简直就是一部围绕生命问题而展开的百科全书。因此，《黄帝内经》在中医药学的发展中具有重要的历史地位，后世历代有所成就的医家，无不重视此书。

## 四季养生

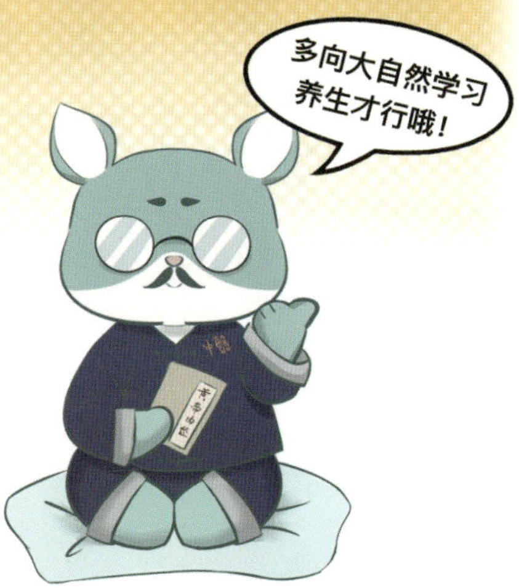
多向大自然学习
养生才行哦！

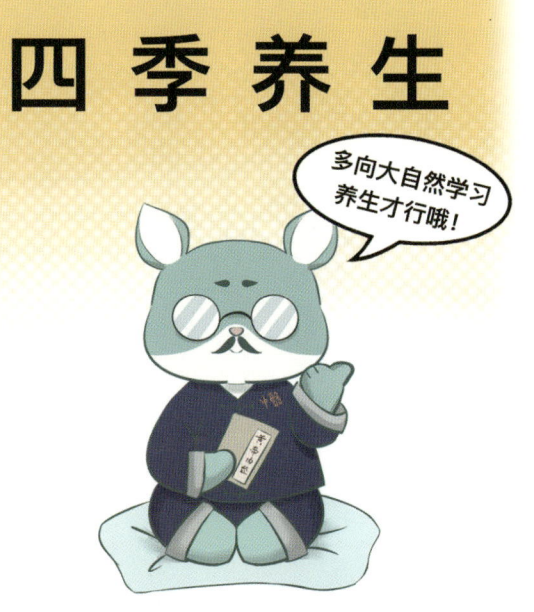

知识卡片

## 有病治病，没病养生——科学的『治未病』理念

『治未病』是中医的一个重要理念，出自《黄帝内经·灵枢·逆顺》：『上工治未病，不治已病』。意思就是，高明的医生防病于先，在疾病尚未表现于外时就有预见性地予以调治，而非等到病情发展变化后再去医治，及早预防和治疗，才能掌握战胜疾病的主动权。归纳起来的核心思想就是未病先防和既病防变。

未病先防要求平时就要懂得顺应自然规律的发展变化来养生，调理精神情志，保持身心都有良好的状态。

既病防变则是指假如真的已经生病了，千万不要拖，及时就医治疗，提前预测疾病可能的发展方向，防止疾病进一步加重。

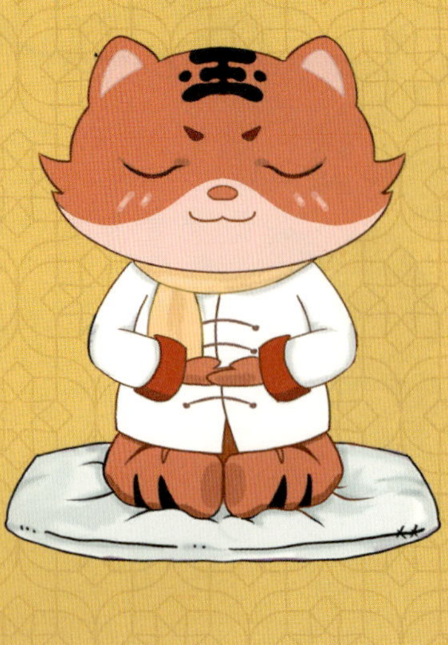

冷知识

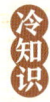

## 炎炎夏季，竟然要防寒？

有的人可能百思不得其解，冬天冷取暖，夏天热纳凉，这不是阴阳平衡吗？阴阳平衡没错，可大家看到的是表面的阴阳平衡，更深层次的阴阳平衡没有看见。根据《黄帝内经》的理论，夏季虽然天气炎热，但人体阳气外散，易阳虚。因此，夏天我们的气血全浮在体表，五脏六腑却是一片阴凉，此时就应该用温热的东西去温暖它，而不是用冰镇的东西让它雪上加霜。

对于夏天的养生，首先不应过量食用冷食冷饮，要注意饮食的营养搭配，做到不挑食不偏食。其次，避免冷风直吹。无论是空调还是电扇，使用时应有所节制，温度不宜过低，最好控制在26℃左右，同时应避免冷风直吹头部。最后，晚上睡觉时应护好肚脐、咽喉及后心等部位，这些部位是人体相对薄弱的地方，最易受到寒气的侵袭。

除了以上的防寒方法，在饮食上，我们应多吃碱性食物，如蔬菜、水果、豆制品等，夏天人体的新陈代谢较快，体内会产生较多的酸性废物，多吃碱性食物可以保证身体的酸碱平衡，增强身体的抵抗力。同时，应及时适量喝热水或者热饮，及时补充人体流失的水分及矿物质元素，而且可以刺激毛细血管的扩张，从而起到降低体温、暖胃解渴的功效。

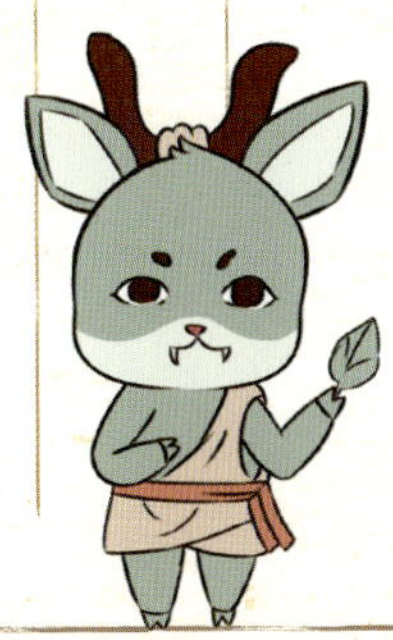

# 【第三回】

## 『把脉超人』扁鹊揭开『起死回生』之谜

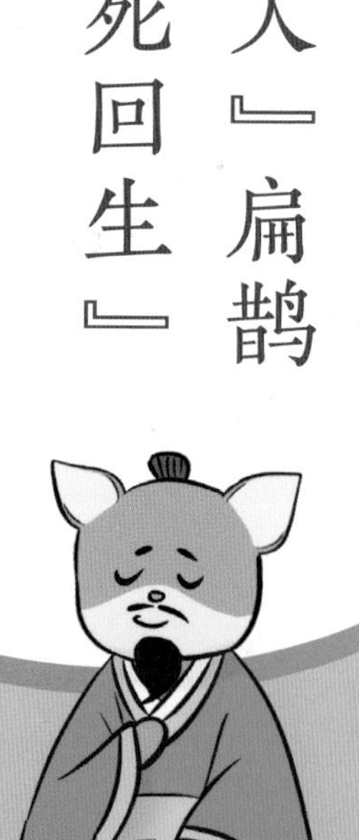

如果说《黄帝内经》是“医家之宗”，那么接下来要说的这本书，妥妥的是《黄帝内经》2.0版本！它就是《难经》！

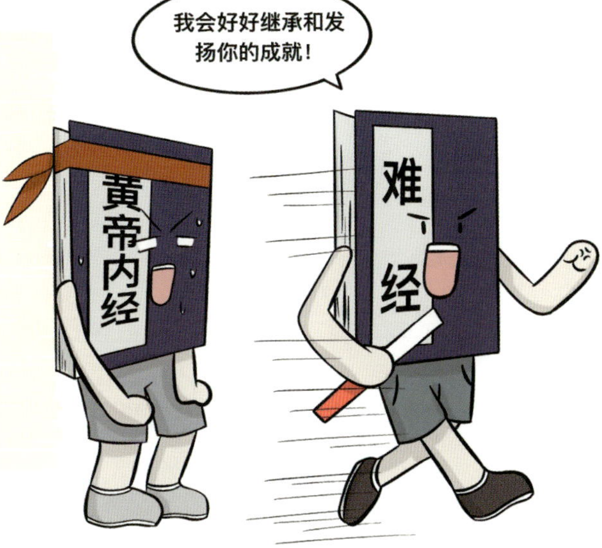
我会好好继承和发扬你的成就！
黄帝内经
难经

而《难经》的作者，就是春秋战国时期大名鼎鼎的扁鹊！

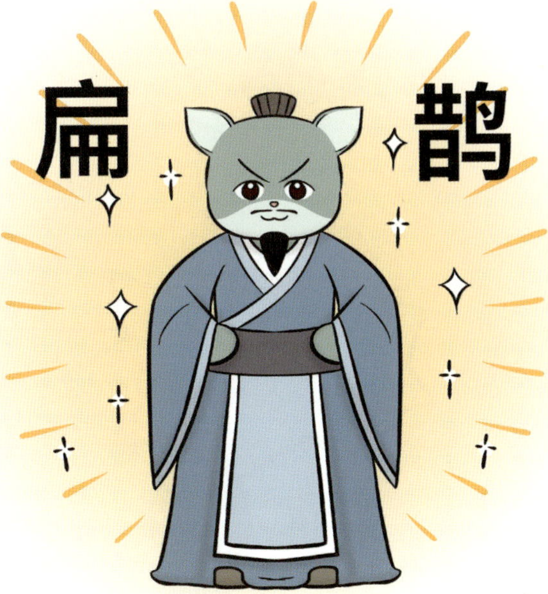
扁鹊

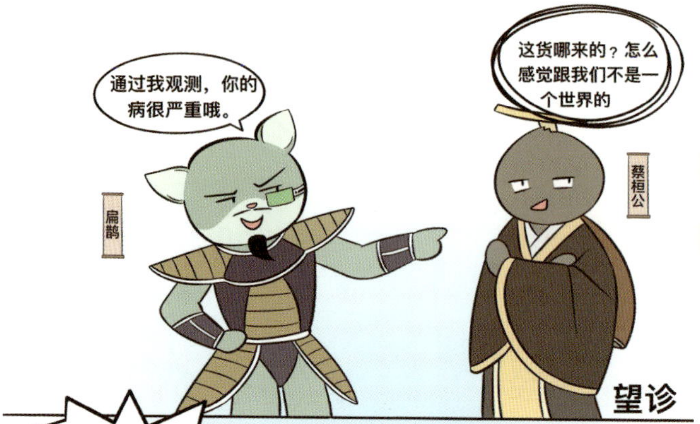
扁鹊
通过我观测，你的病很严重哦。
蔡桓公
这货哪来的？怎么感觉跟我们不是一个世界的
望诊

扁鹊，原名秦越人，年轻时师从长桑君学医，善于诊断，尤精于望诊和脉诊。

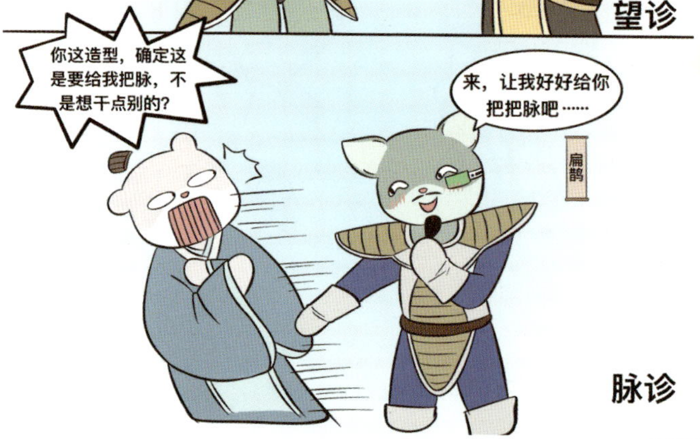
你这造型，确定这是要给我把脉，不是想干点别的？
扁鹊
来，让我好好给你把把脉吧……
脉诊

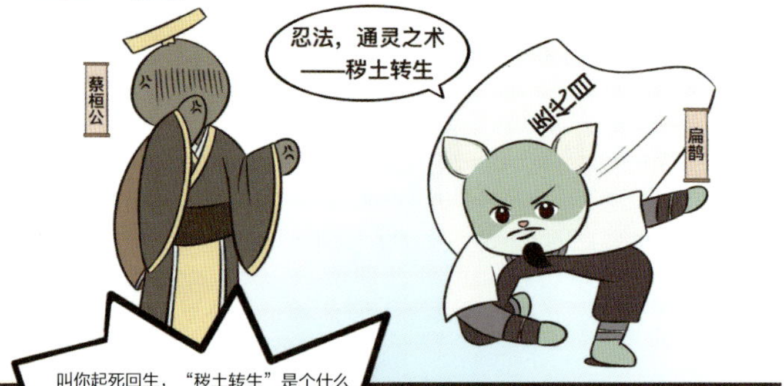
蔡桓公
扁鹊
忍法，通灵之术——秽土转生

关于扁鹊的故事，最有名的典故就是“起死回生”。

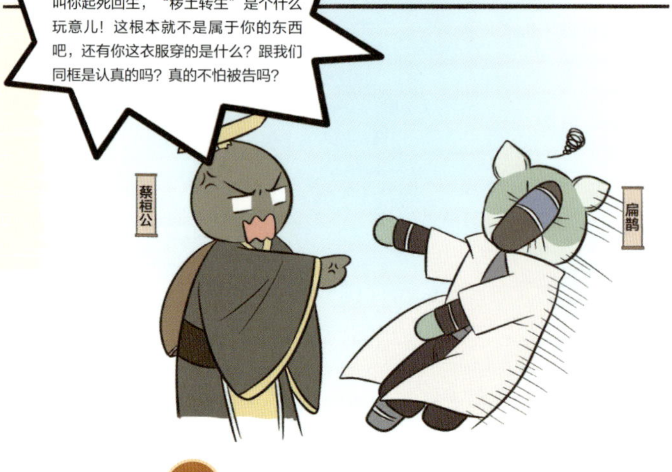
叫你起死回生，“秽土转生”是个什么玩意儿！这根本就不是属于你的东西吧，还有你这衣服穿的是什么？跟我们同框是认真的吗？真的不怕被告吗？
蔡桓公
扁鹊

有一次扁鹊到了虢国，听说虢国太子因为气血运行不畅而突然发病身亡。在得知太子死了才不到半天，尸体尚未入殓后，扁鹊主动提出由他来诊治太子。

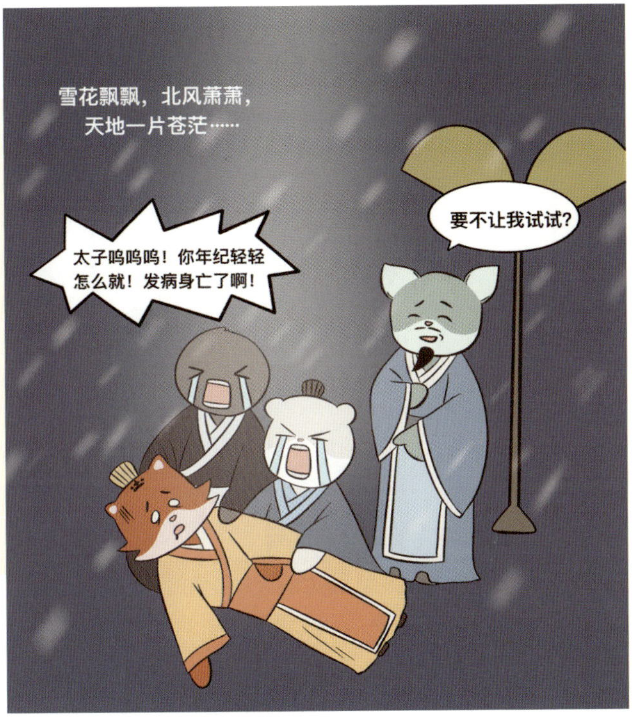
雪花飘飘，北风萧萧，
天地一片苍茫……
太子呜呜呜！你年纪轻轻怎么就！发病身亡了啊！
要不让我试试？

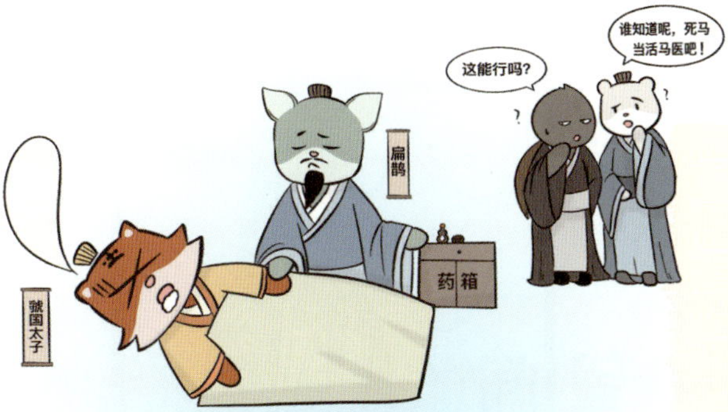
这能行吗?
谁知道呢，死马当活马医吧！
扁鹊
药箱
虢国太子

## 二十天后

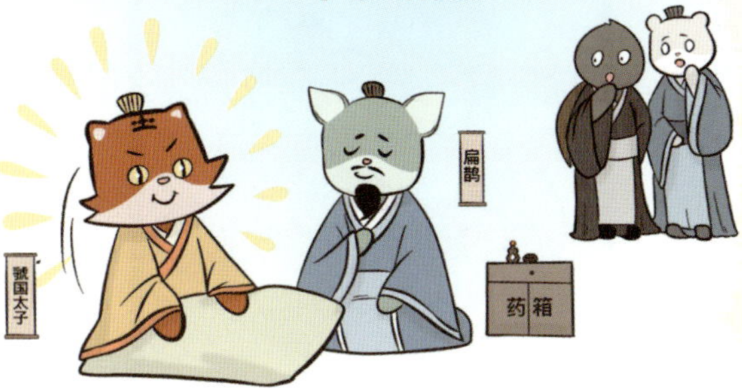
扁鹊
药箱
虢国太子

大家听完以后，都觉得不可思议，但又只能让他试试。于是，扁鹊就先是用针灸太子的穴道。果然太子马上就苏醒过来。接着，扁鹊再用药交替热敷他的腋下，很快太子很快就能坐起来了。再经过二十多天的药物治疗后，太子的身体恢复如初。

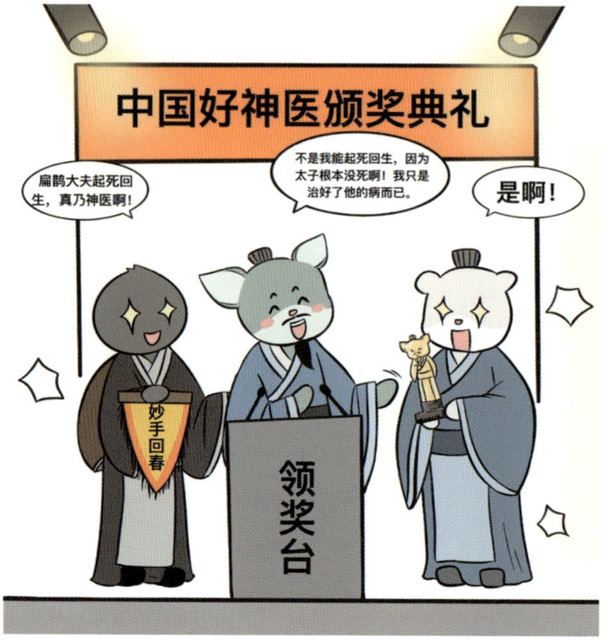


这件事很快就传遍天下，大家纷纷夸赞扁鹊能起死回生。扁鹊却说："不是我能起死回生，因为太子根本没死啊！我只是治好了他的病而已。"

扁鹊的医术高明，得益于他善于使用"望闻问切"的方式。

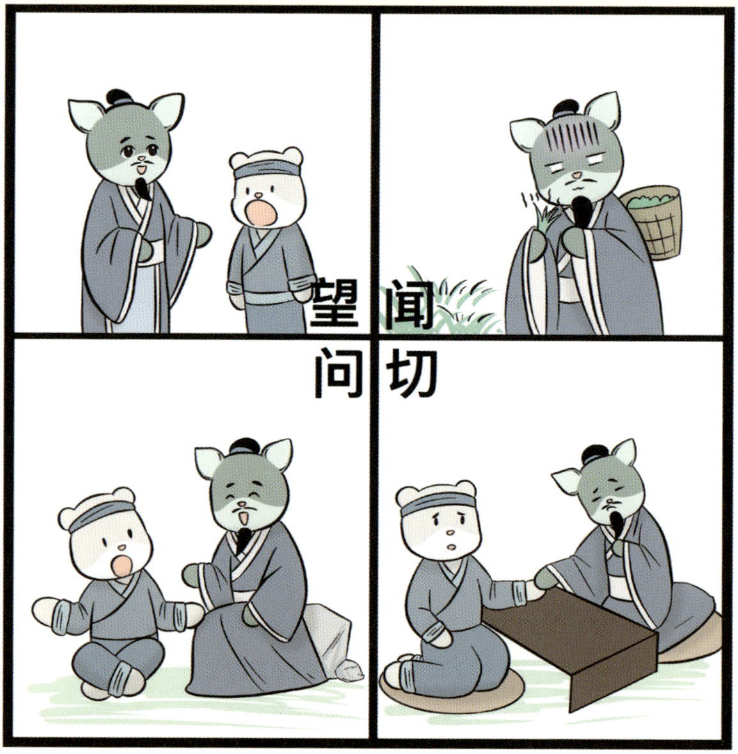

首先是望诊。

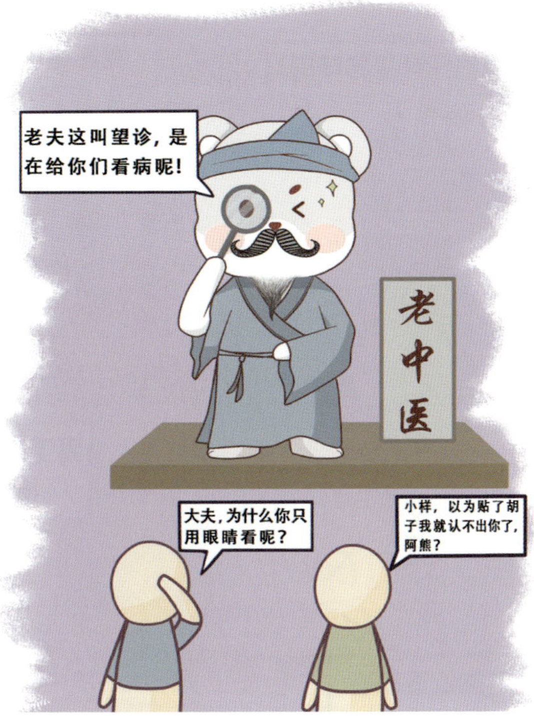
老夫这叫望诊，是在给你们看病呢！
老中医
大夫，为什么你只用眼睛看呢？
小样，以为贴了胡子我就认不出你了，阿熊？

望诊主要是用眼睛去观察病人的身体情况、脸色、舌头等，从而判断病人的身体是否健康。

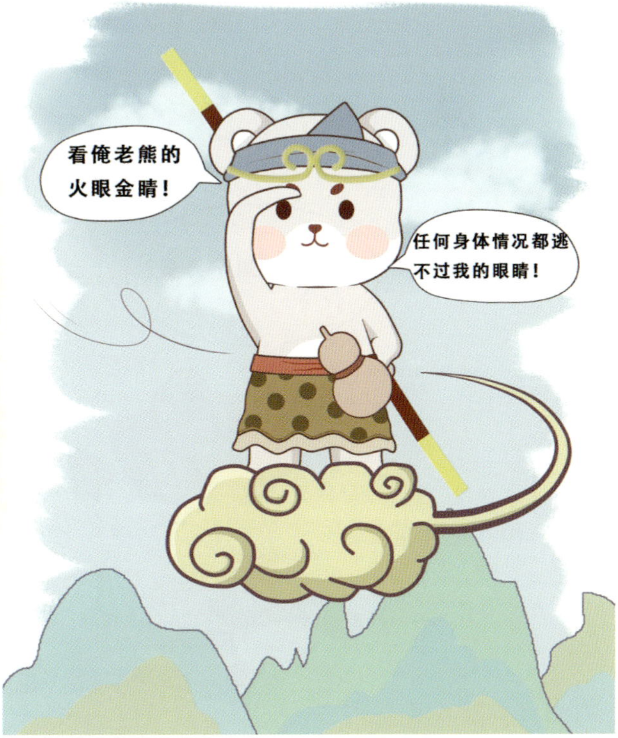
看俺老熊的火眼金睛！
任何身体情况都逃不过我的眼睛！

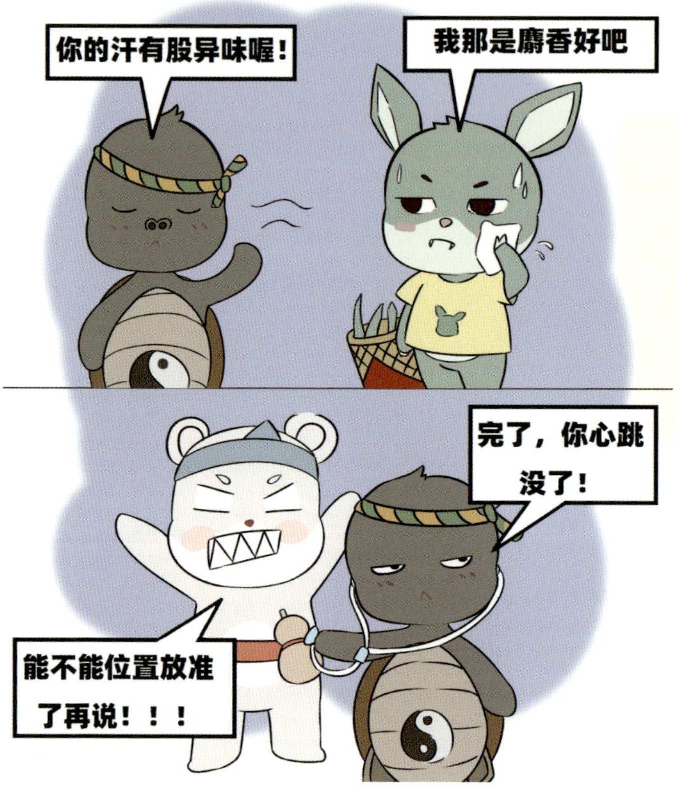
你的汗有股异味喔！
我那是麝香好吧
完了，你心跳没了！
能不能位置放准了再说！！！

其次是闻诊。闻诊主要是用我们的耳朵去听和用鼻子去闻，来了解病人生病的情况。

再次就是问诊。

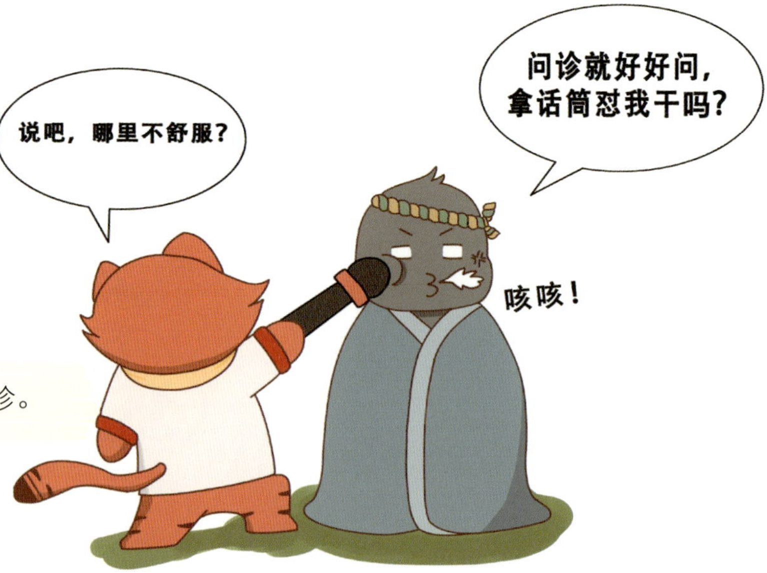
说吧，哪里不舒服？
问诊就好好问，拿话筒怼我干吗？
咳咳！

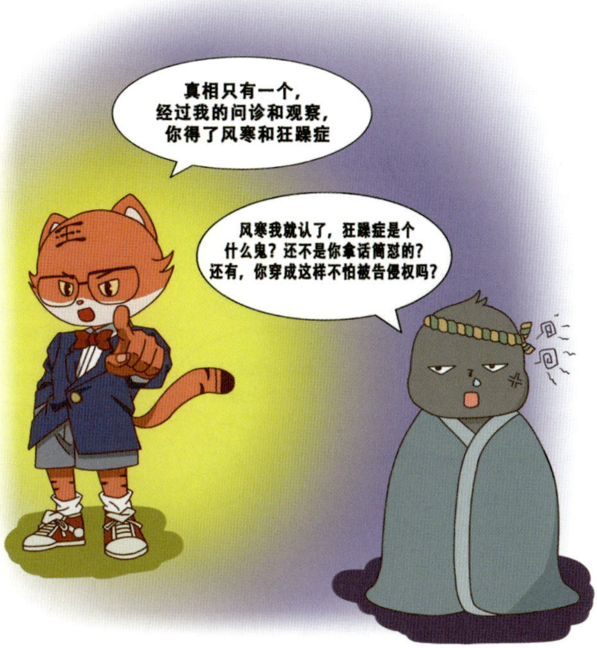
真相只有一个，
经过我的问诊和观察，
你得了风寒和狂躁症
风寒我就认了，狂躁症是个
什么鬼？还不是你拿话筒怼的？
还有，你穿成这样不怕被告侵权吗？

通过询问病人和家属了解其相关的情况，为医生的诊断提供依据。

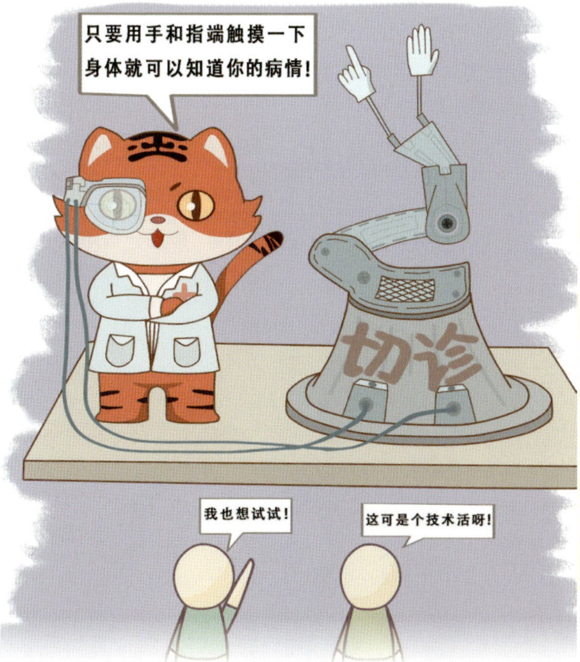
只要用手和指端触摸一下
身体就可以知道你的病情！
切诊
我也想试试！
这可是个技术活呀！

最后是切诊。说起切诊，那就厉害了。需要医生用手和指端触摸病人身体某些部位，摸出病人的病情，这可是个技术活哦！

最早对“望闻问切”总结记录的书就是扁鹊写的《难经》。《难经》原名《黄帝内经八十一难》，全书共3卷（一说5卷），以问答形式记述了八十一个难题，全书既是对《黄帝内经》脉学理论的发展，又为仲景临床平脉辨证体系的形成奠定了基础，被后世列入“中医四大经典”。

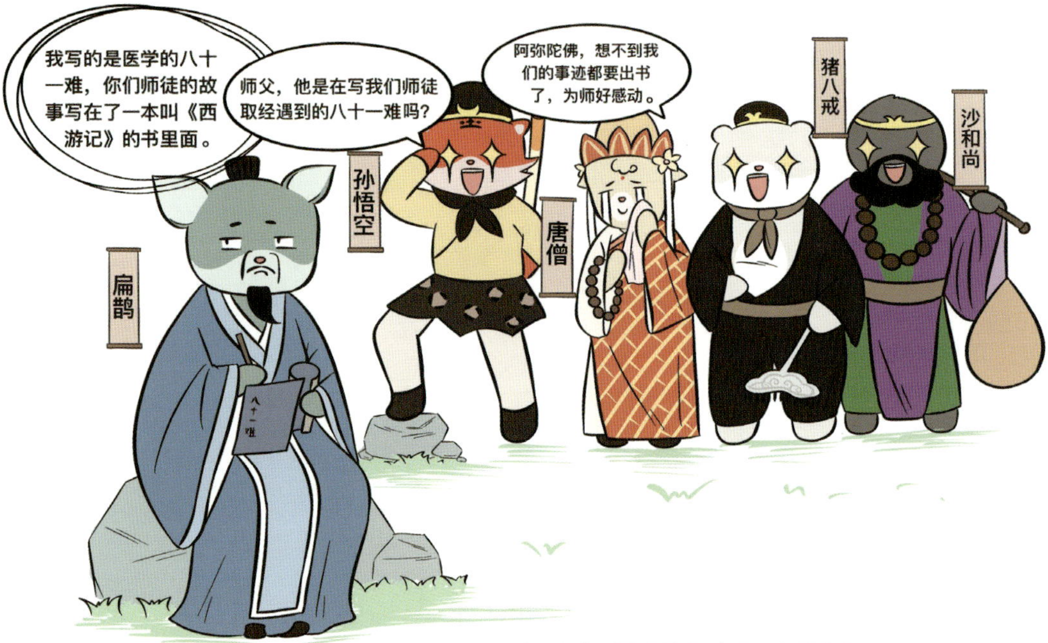
我写的是医学的八十一难，你们师徒的故事写在了一本叫《西游记》的书里面。
师父，他是在写我们师徒取经遇到的八十一难吗？
阿弥陀佛，想不到我们的事迹都要出书了，为师好感动。
扁鹊
孙悟空
唐僧
猪八戒
沙和尚

全书以基础理论为主，内容包括脉诊、经络、脏腑、阴阳、病因、病理、营卫、俞穴、针刺等基础理论，同时也列述了一些病证，其中一至二十二难为论脉。

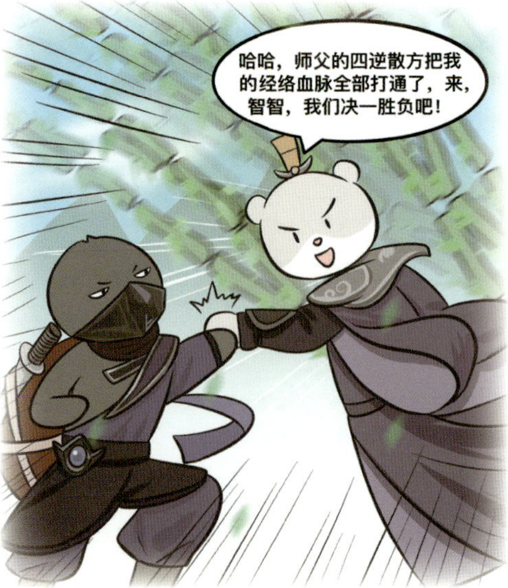
哈哈，师父的四逆散方把我的经络血脉全部打通了，来，智智，我们决一胜负吧！

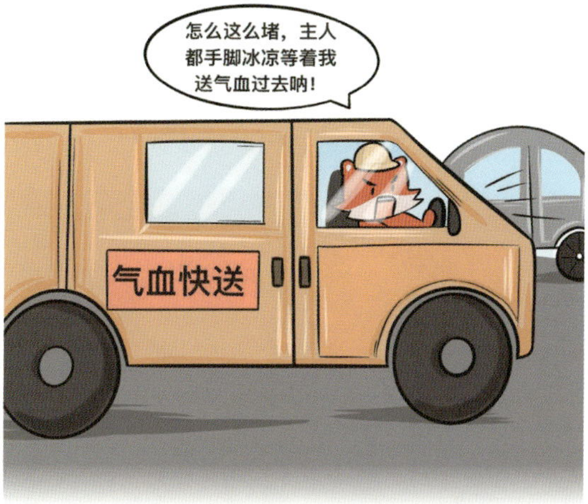


二十三至二十九难为论经络。

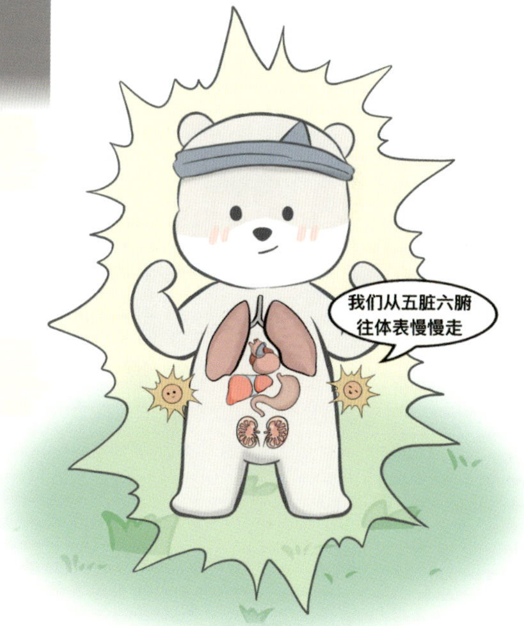


三十至四十七难为论脏腑。

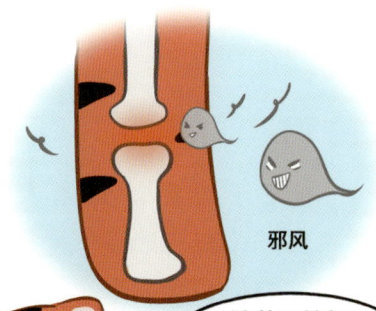

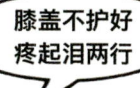

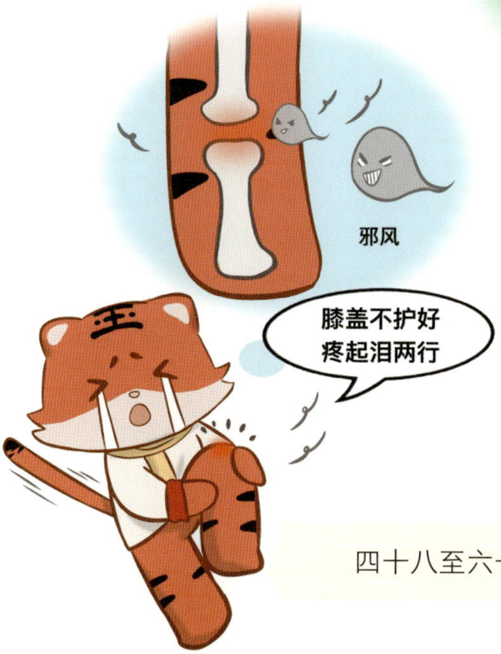


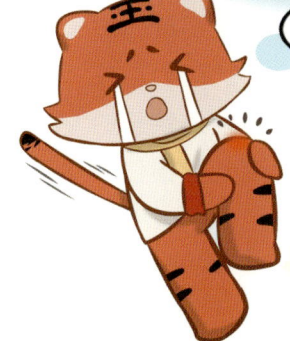

四十八至六十一难为论病。

六十二至六十八难为论穴道。

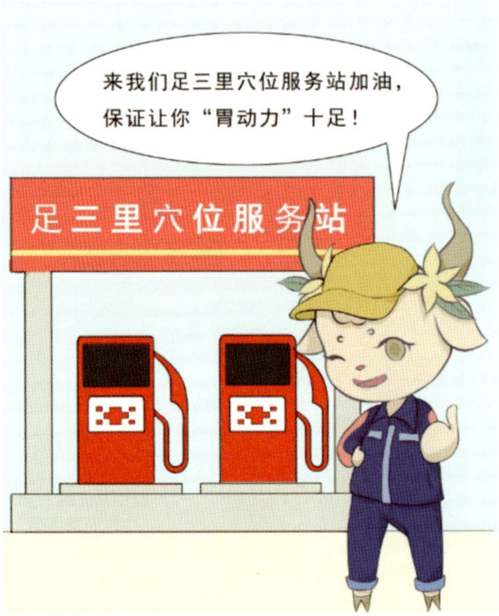
来我们足三里穴位服务站加油，
保证让你“胃动力”十足！
足三里穴位服务站

六十九至八十一难为论针法。

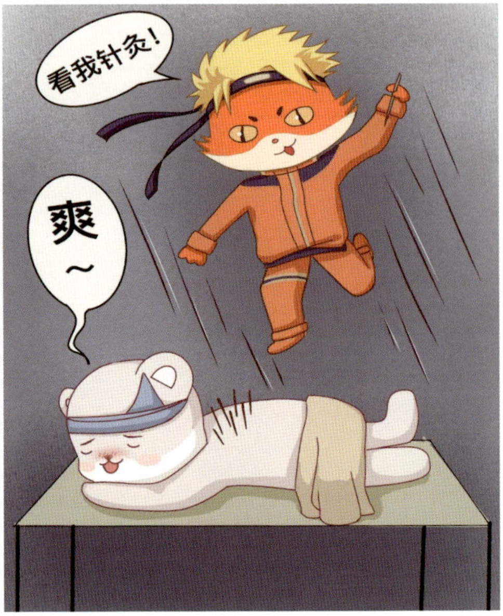
看我针灸！
爽～

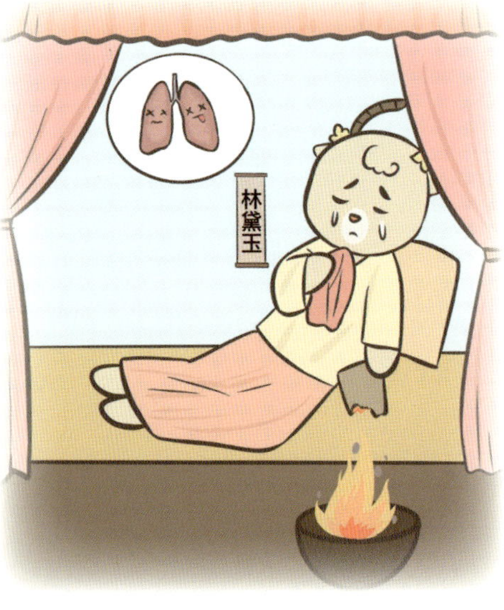


《难经》强调人体是一个有机的整体，各部分之间相互联系、相互制约，而很多因素都成为影响“治未病”的阻力。首先是心情，特别是秋天的时候悲伤过度就会损伤人的肺气。

秋天是一个残酷无情的季节，所以古时候行刑一般会选择秋后问斩，还有两个人之间的恩恩怨怨也会选择秋后算账，都是对应了秋天这种肃杀之气。同时秋天对应的五行属金，是一个杀伐交战的季节，所谓兵戎相见，可以沙场秋点兵。

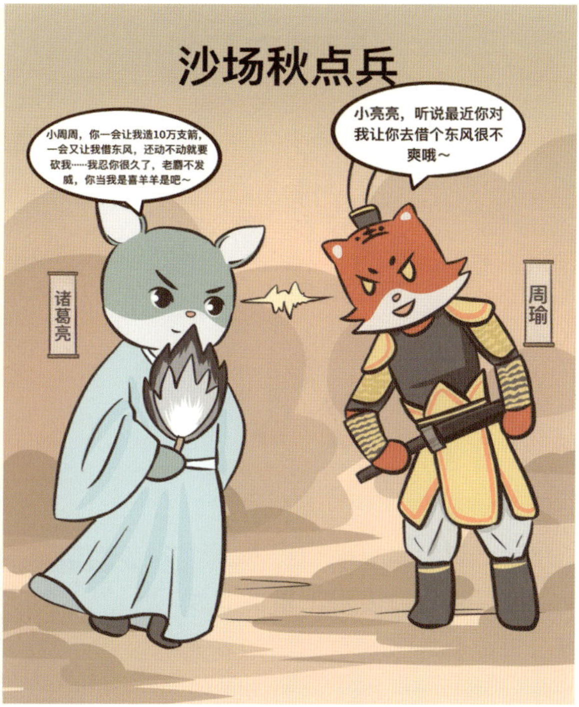
沙场秋点兵
小周周，你一会让我造10万支箭，一会又让我借东风，还动不动就要砍我……我忍你很久了，老爵不发威，你当我是喜羊羊是吧～
小亮亮，听说最近你对我让你去借个东风很不爽哦～
诸葛亮
周瑜

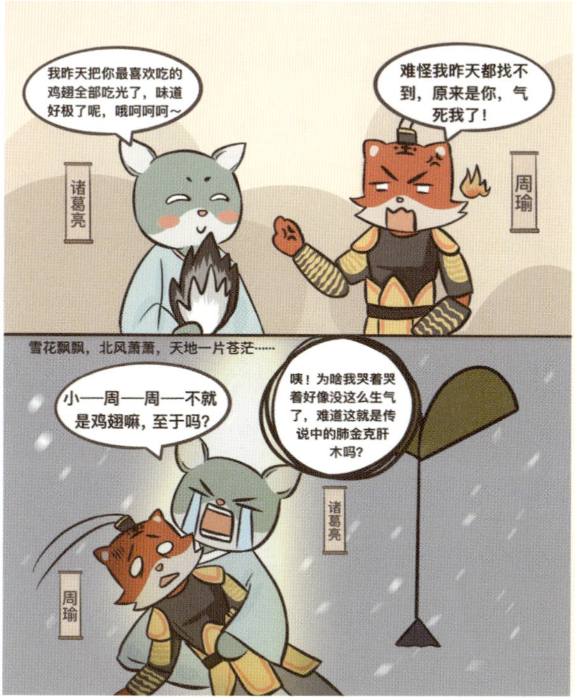
我昨天把你最喜欢吃的鸡翅全部吃光了，味道好极了呢，哦呵呵呵～
难怪我昨天都找不到，原来是你，气死我了！
诸葛亮
周瑜
雪花飘飘，北风萧萧，天地一片苍茫……
小——周——周——不就是鸡翅嘛，至于吗？
咦！为啥我哭着哭着好像没这么生气了，难道这就是传说中的肺金克肝木吗？
诸葛亮
周瑜

秋天不可以太过悲伤，但我们是不是任何时候都不可以太悲伤呢？那也不是。很生气的时候可以悲伤，这是情志相克法中的以悲胜怒。因为你悲伤的时候肺气就上来了，肺气一上来，就会把太过旺盛的肝气平抑下去，你就不会生气了，这叫肺金克肝木。

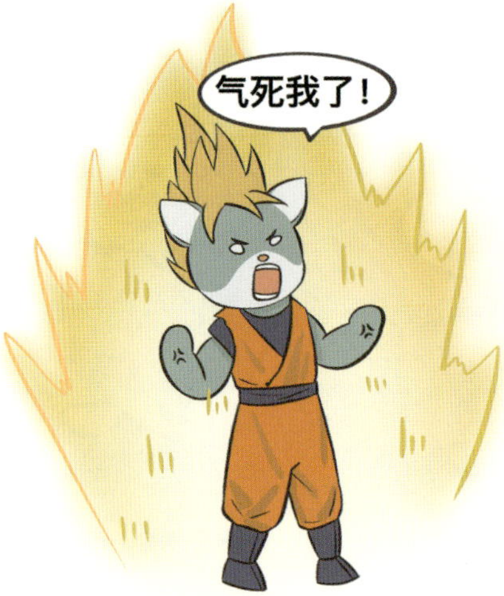
气死我了！

除了悲伤，生气也是不行的哦！

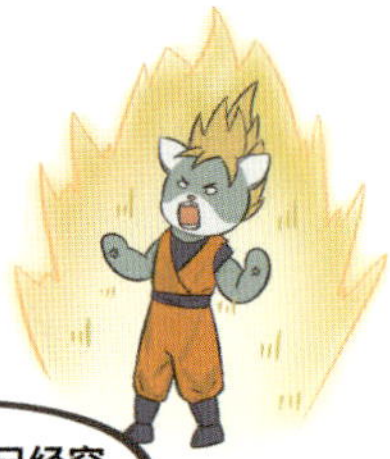

这一点可能很多人不知道，生气过度最严重的时候可能会导致死亡。例如夏天在五行中属火，对应的五脏是心，心在五行中也属火，所以夏天通常有些心浮气躁、心火旺盛。夏天不能生大气，生大气可能会导致中风、心肌梗死等。

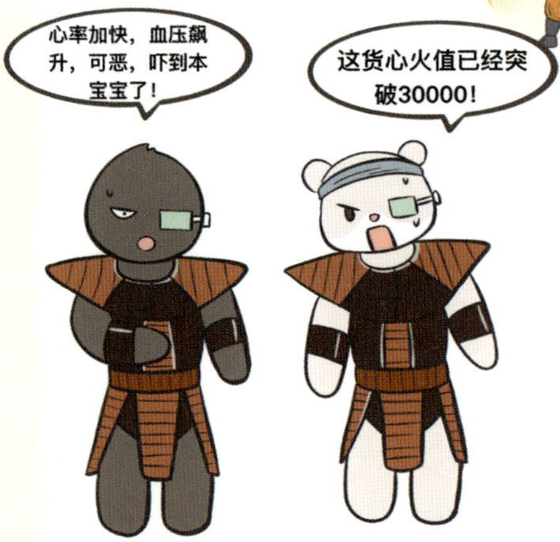
心率加快，血压飙升，可恶，吓到本宝宝了！
这货心火值已经突破30000！

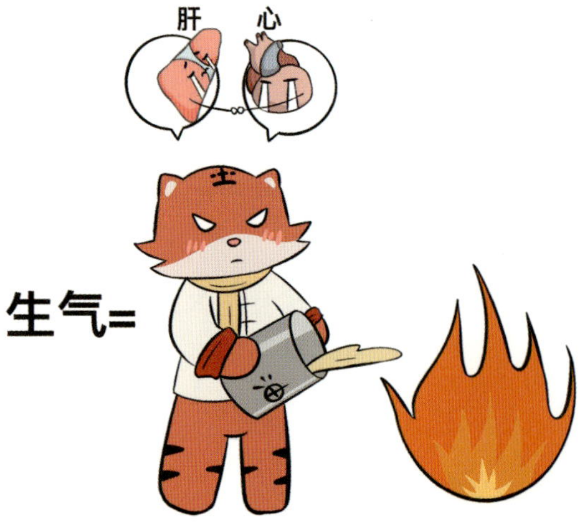
肝
心
生气=

有高血压、心脏病、脑血栓的尤其如此，心火旺的人在夏天是一个火上加柴的状态，再生大气就等于在火上浇油，很容易暴亡。正常人也不宜在夏天生大气，既伤肝又伤心。

影响人体的因素还有饮食。例如炎炎夏日，最适合吃点祛湿的食物，祛湿不一定要清热，因为夏天外面热，我们身体里面并不热，除非你是湿热体质，可以一边祛湿一边清热。如果夏天你脾胃虚寒，就不太不适合清热了。

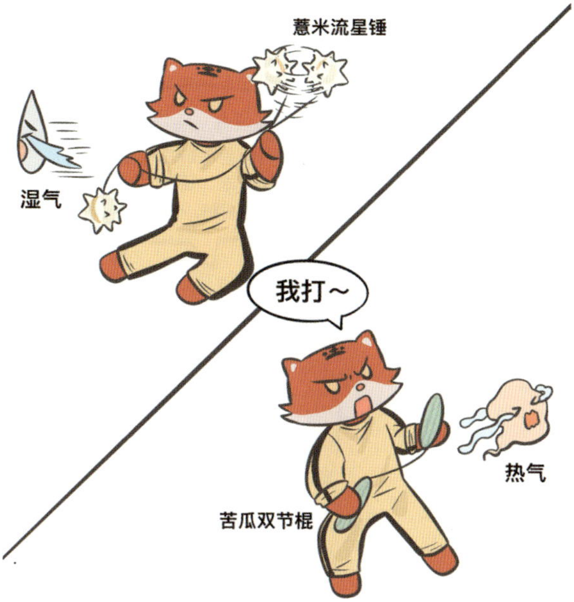
薏米流星锤
湿气
我打～
热气
苦瓜双节棍

贪凉，频繁地洗澡，也会对人体造成损害。

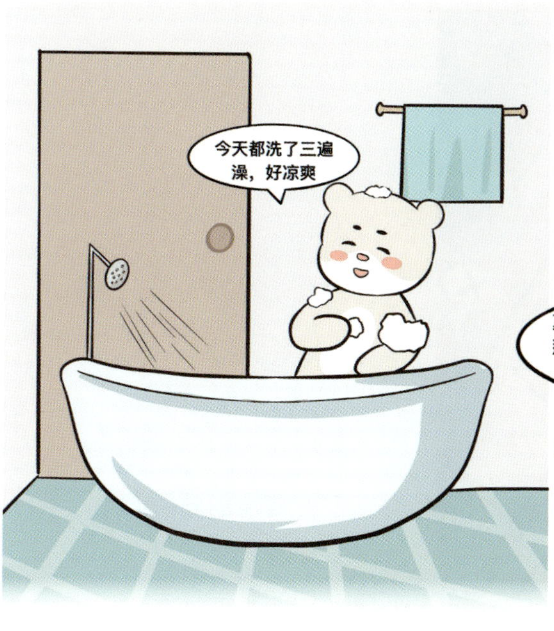
今天都洗了三遍澡，好凉爽

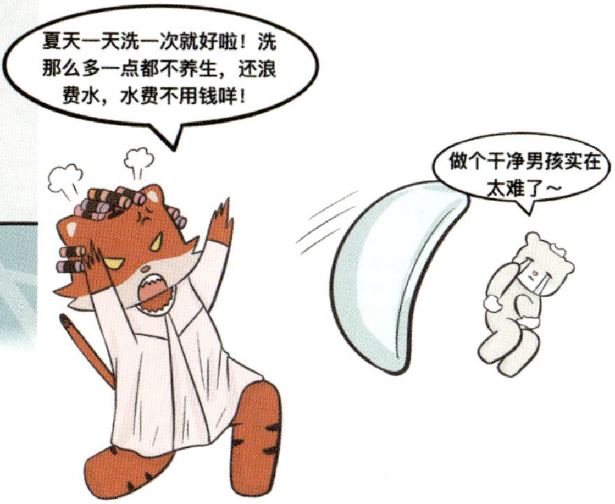
夏天一天洗一次就好啦！洗那么多一点都不养生，还浪费水，水费不用钱咩！
做个干净男孩实在太难了～

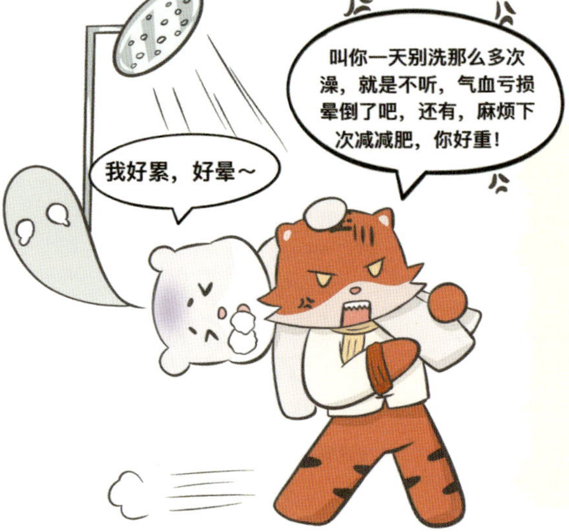
我好累，好晕~
叫你一天别洗那么多次澡，就是不听，气血亏损晕倒了吧，还有，麻烦下次减减肥，你好重！

为什么有的人会在桑拿房休克？为何疲劳过度、空腹之人洗澡会晕倒？就是因为频繁洗澡会带走身体大量的气血。另外，频繁洗澡还会让我们的皮肤变得干燥。

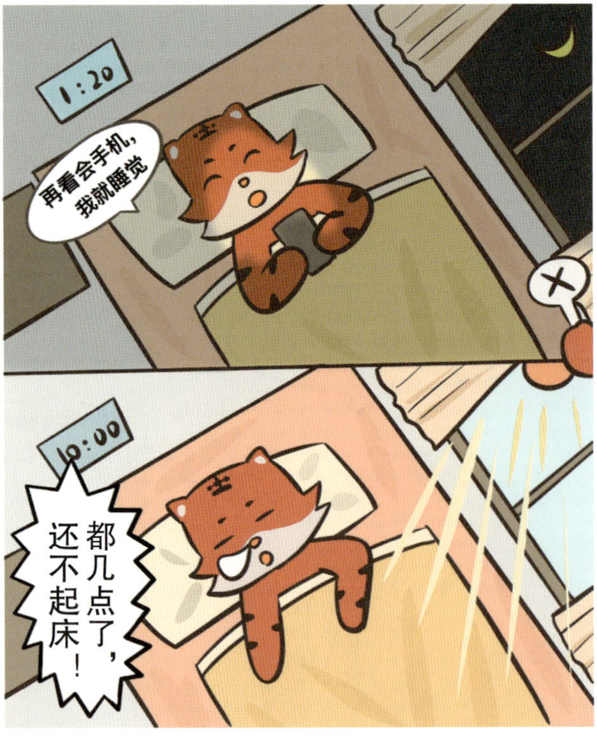
1:20
再看会手机，我就睡觉
10:00
都几点了，还不起床！

不合理的睡眠也会影响人体的健康。例如秋天最忌讳晚睡晚起。

《黄帝内经》中讲睡眠养生，夏天可以晚点睡、早点起，到了秋天就应该早点睡、早点起了。那些夏天由于天气炎热喜欢吃夜宵熬夜的人要注意，在秋天这个习惯就要改一改了，晚上睡觉最晚不超过11点哦！

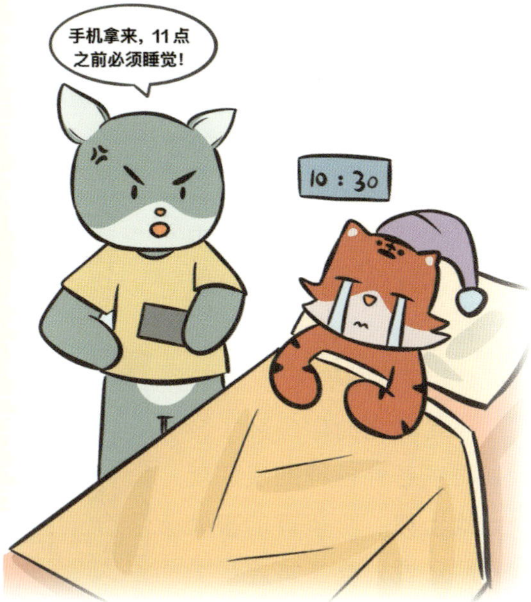
手机拿来，11点之前必须睡觉！
10:30

吃夜宵这件事在南方最盛行，尤其是在广东，冬天也不例外，夏天更是如此。

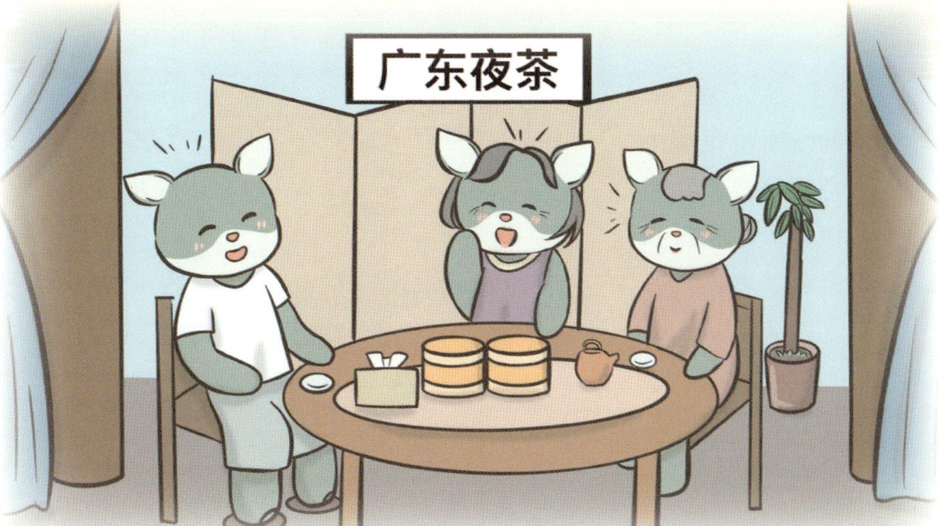
广东夜茶

白天懒洋洋的，在家里一动不动，胃口也不好，到了晚上天气凉爽了，约上三五好友，去大排档里吃麻辣烫、各种烧烤，再来一杯冰镇的扎啤，觥筹交错，谈笑风生，怎一个“爽”字了得?

此时此刻你是爽了，到时候各种各样的疾病就会找上你。吃夜宵的害处不用多说，吃夜宵连带的结果就是熬夜，所以双重损害的事最好少做。

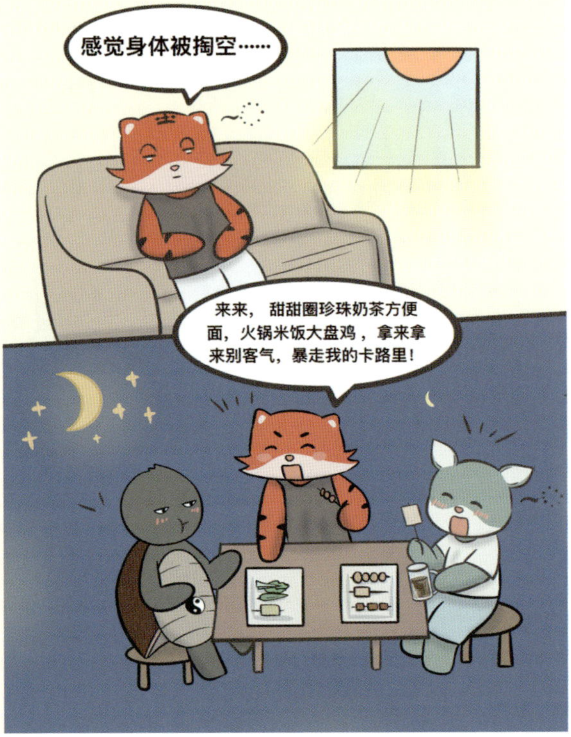
感觉身体被掏空……
来来，甜甜圈珍珠奶茶方便面，火锅米饭大盘鸡，拿来拿来别客气，暴走我的卡路里！

不注意保暖，对身体的危害也是极大的。特别是春天和夏天，很多人经常因为天气温暖或者炎热，而不注意保暖。

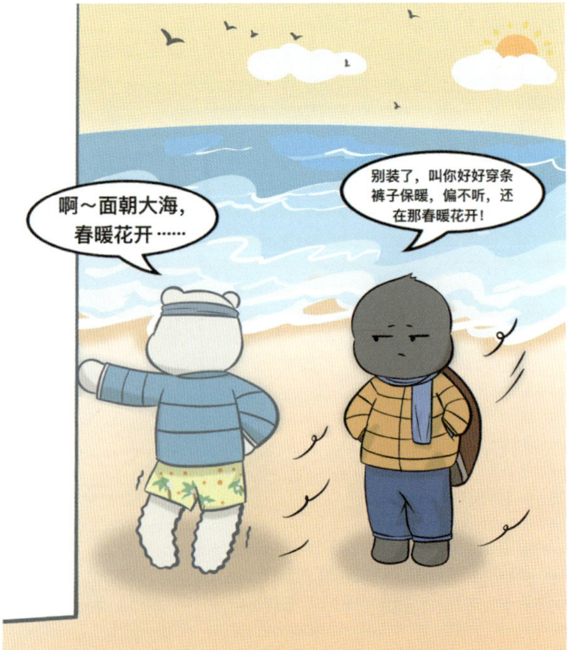
啊～面朝大海，春暖花开……
别装了，叫你好好穿条裤子保暖，偏不听，还在那春暖花开！

春天的时候，要注意春捂，可以养春天的生发之性，护住阳气。

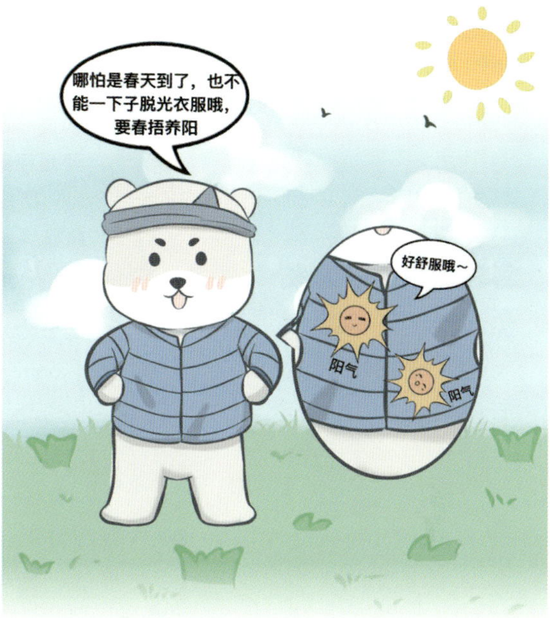
哪怕是春天到了，也不能一下子脱光衣服哦，要春捂养阳
好舒服哦～
阳气
阳气

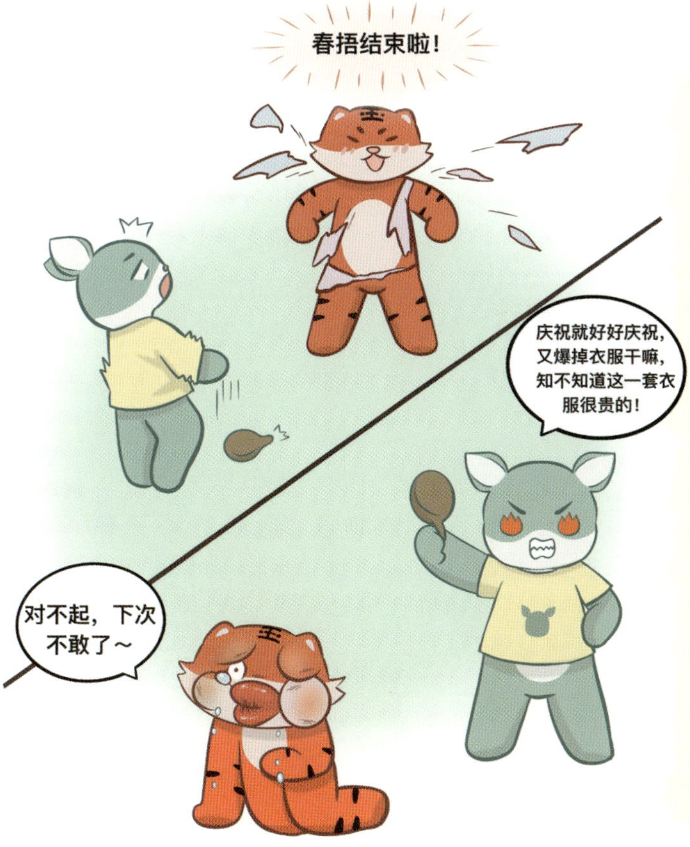
春捂结束啦!
庆祝就好好庆祝，又爆掉衣服干嘛，知不知道这一套衣服很贵的!
对不起，下次不敢了～

春捂一般需要捂到什么时候呢？根据当地的气候来决定，捂到春寒过了，气候稳定了就可以了。有一种在穿衣服上慢半拍的人挺好的，他们秋天总是迟迟不穿秋裤，比别人慢一个月，春天脱秋裤迟迟不脱，比别人慢一个月，刚好符合春捂秋冻的养生之道。

到了夏天，则要注意不要因为炎热而穿过于暴露的衣服，最终导致寒邪趁机而入。

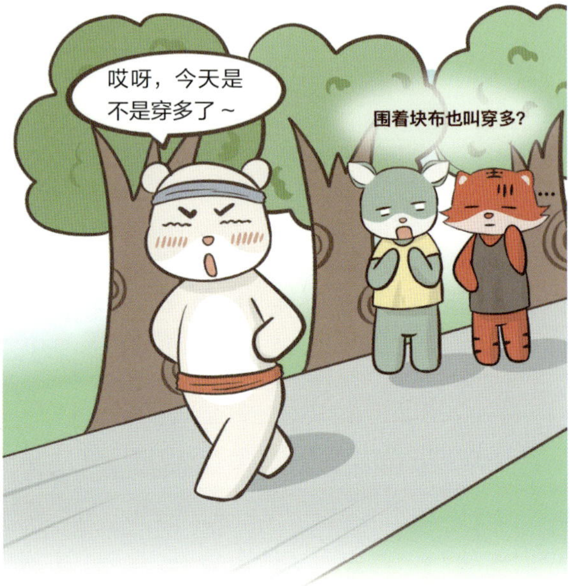
哎呀，今天是
不是穿多了~
围着块布也叫穿多？
...

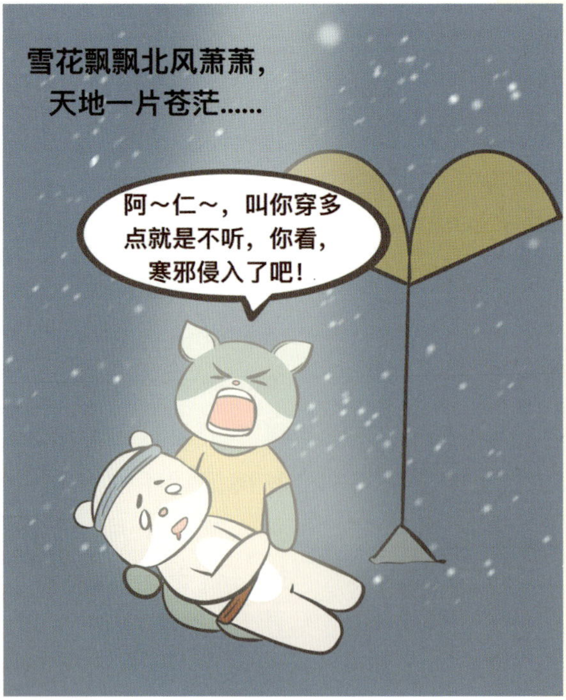
雪花飘飘北风萧萧，
天地一片苍茫……
阿~仁~，叫你穿多
点就是不听，你看，
寒邪侵入了吧！

肚脐是神阙穴所在之地，是九窍之一，是沟通先天与后天的重要通道，风、寒、暑、湿、燥、火这些邪气最容易通过肚脐进入身体。比如你一进入空调房，寒气就会不知不觉地通过肚脐进入了身体。夏天不应该穿过于暴露的衣服，最重要的原因是夏天的空调无处不在，虚邪贼风最容易趁机进入你的身体。

知识卡片

## 无处不在的阴阳

自然界中有联系的万事万物，都可从根本上分为阴阳两面，但阴和阳又无法绝对地分开。二者既相互对立，又相对统一。

阴和阳永远处于不断变化之中，而且物极必反，过阳和过阴都不利于事物的发展。阳盛阴衰的状况映射到自然现象中，正如久晴的天气，长期不下雨，则容易引发干旱；阴盛阳衰则像久雨不晴，容易造成洪涝的后果。只有阴阳互动有序，该晴天的时候晴天，该下雨的时候下雨，这样才是好的。

人的身体也是如此。中医认为，人体的阴阳气血必须保持平衡状态，这是人体健康的基石。在诊断和治疗疾病时，需要关注人体内部的阴阳气血变化，通过调整阴阳平衡来达到治疗疾病的目的。

如果万物都能够做到阴阳相互制衡，宇宙才是和谐的宇宙，万物也才能达到各自生存的最佳状态。

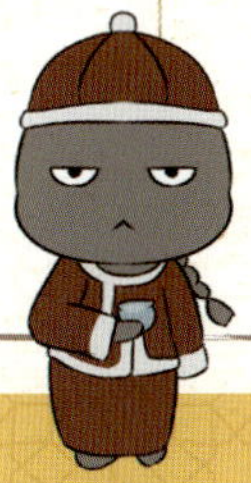

冷知识

## 神奇的『独取寸口』

『独取寸口』是中医脉诊的一种方法，指的是通过单独切按位于手腕部桡动脉的寸口脉动来推测人体的生理和病理状况。这种方法起源于《难经·一难》，并经过历代医家的实践和发展，成为中医诊断疾病的重要依据之一。

寸口脉分为寸、关、尺三个部分，分别对应不同的脏腑，是五脏六腑运行的起点和终点。因此，通过诊断寸口脉，就能了解五脏六腑的健康状况。在古代医学中，医生通过触摸患者的寸口脉，观察脉动的位置、节奏、力度、形态等特征，判断人体的气血运行情况和脏腑功能状态，进而预测其身体的健康状况。这就是为什么说『独取寸口，以决五脏六腑死生吉凶之法』。

# 【第四回】

# 东汉末年的中医『三大将』

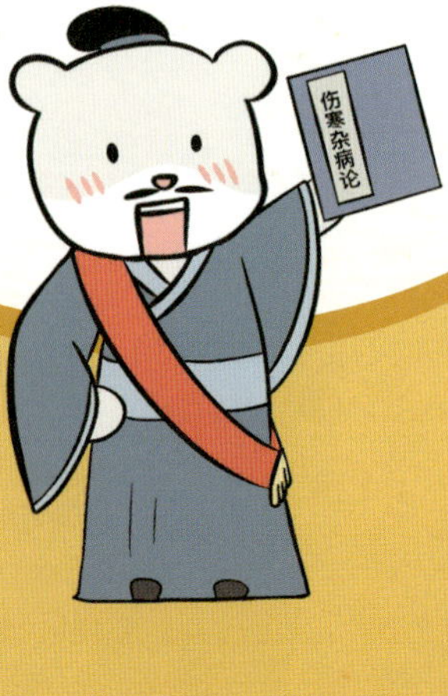

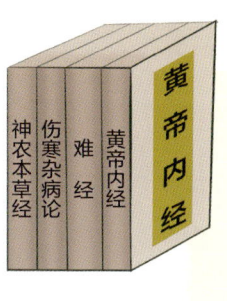

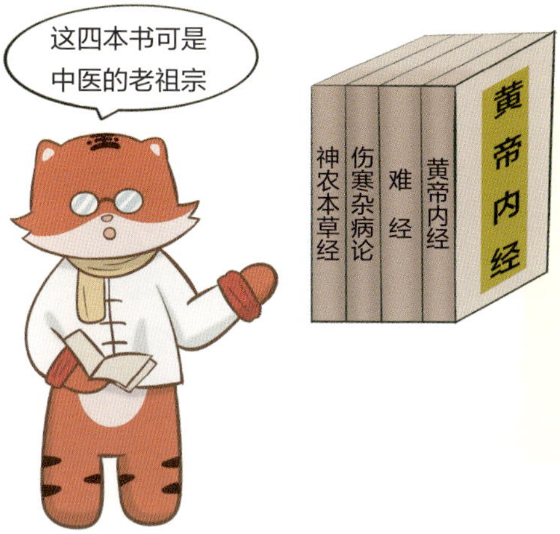


自扁鹊之后，中医经过几百年的发展，已经逐步形成了完整的体系。

# 建安三神医

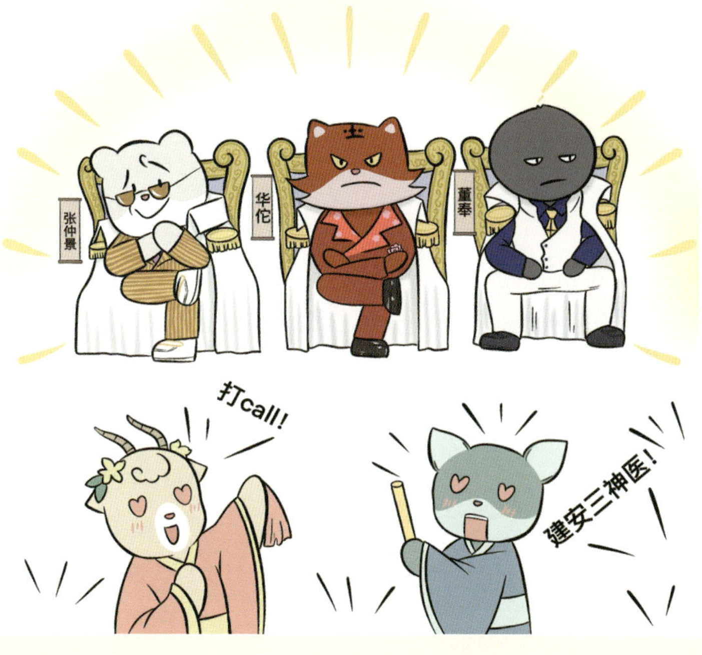


时间到了东汉末年，中医界更是出现百花齐放的盛景。其中，最出名的莫过于被誉为“建安三神医”的三位“大将”——张仲景、华佗和董奉，堪称东汉末年医学界的最高战力！

首先是张仲景，他身处在群雄并起、军阀割据的东汉末年，除了战乱，还碰上疫病流行，成千上万的人被病魔吞噬，老百姓可谓是苦不堪言。面对瘟疫的肆虐，张仲景内心十分悲愤。为了救百姓于水深火热之中，他痛下决心，潜心研究伤寒的诊治，一定要制服伤寒这个瘟神。

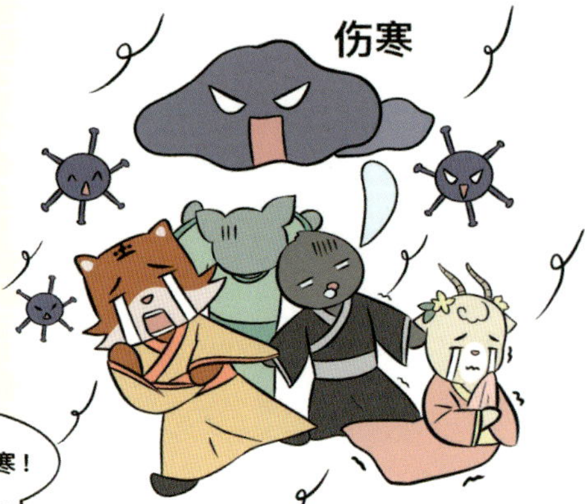


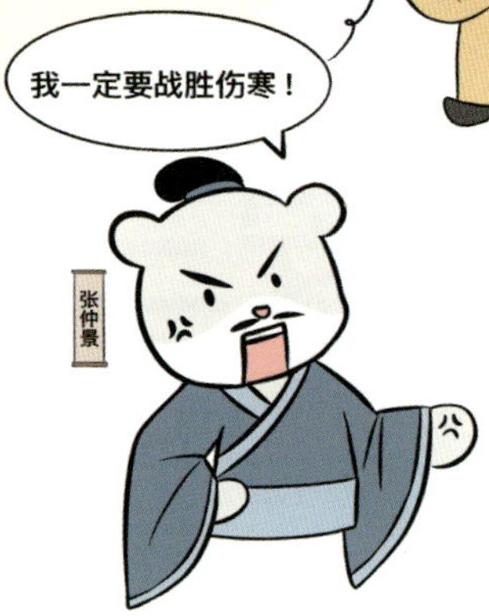


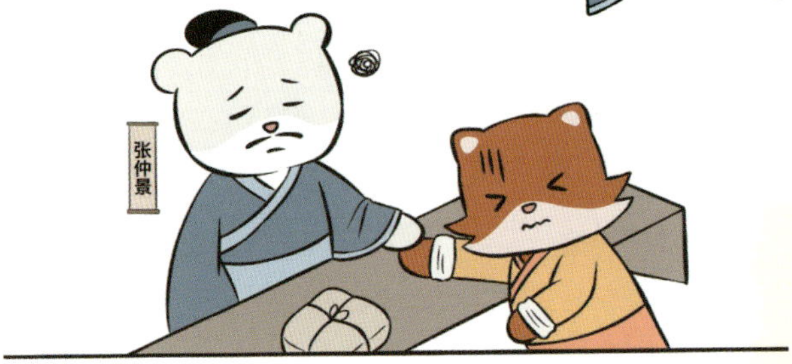


于是，他行医游历各地，亲眼看到了各种疫病流行对百姓造成的严重后果，也借此将自己多年对伤寒的研究用于实践。

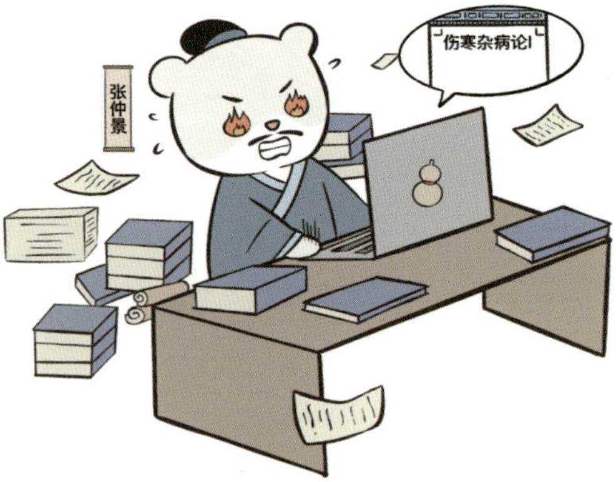

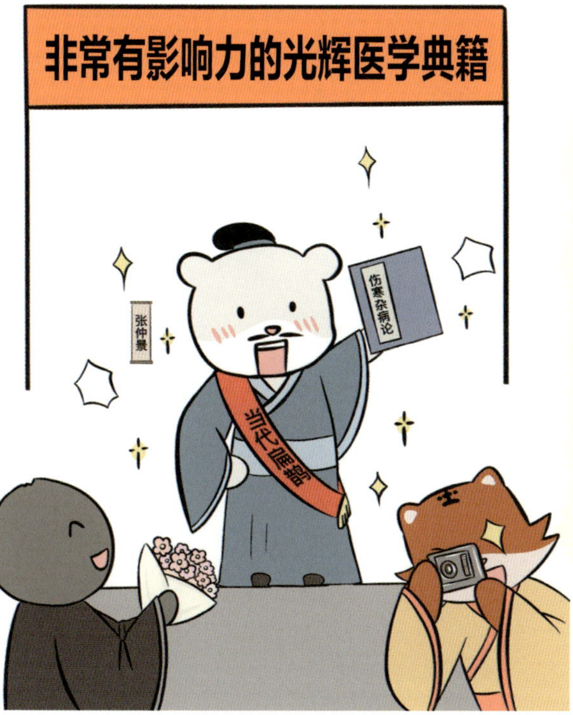
非常有影响力的光辉医学典籍
张仲景
伤寒杂病论

经过数十年含辛茹苦的努力，他终于写成了《伤寒杂病论》，这是继《神农本草经》《黄帝内经》《难经》之后，又一部非常有影响力的光辉医学典籍。

根据《伤寒杂病论》，张仲景在杂病的治疗中灵活运用“同病异治”与“异病同治”之法，充分体现了中医辨证论治的思想。

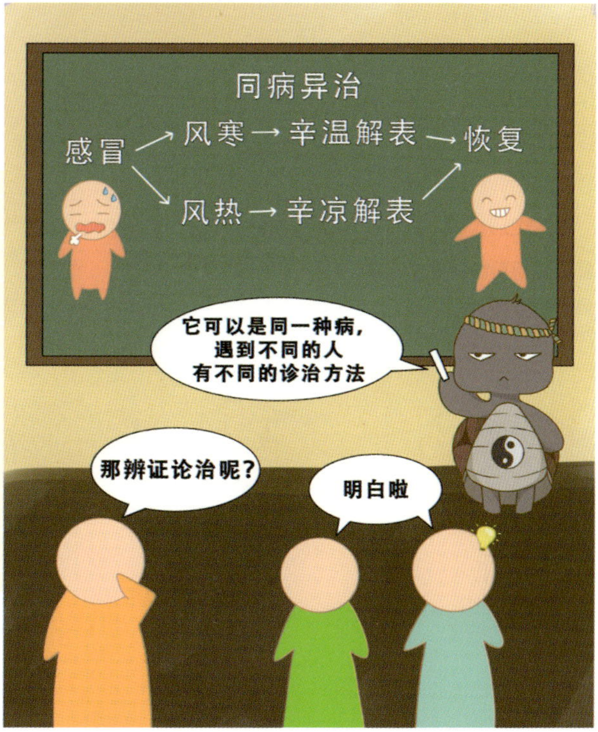

它可以是同一种病，遇到不同的人有不同的诊治方法。例如，两个人都得了感冒，一起去看病时，医生却给他们开了不同的药。因为一个人的体质偏热，得了感冒之后转化成了“风热感冒”，所以医生给他开了辛凉解表的药物。而另一个人因为本身身体虚弱，受凉感冒以后成了“风寒感冒”，所以医生要给他开辛温解表的药物。

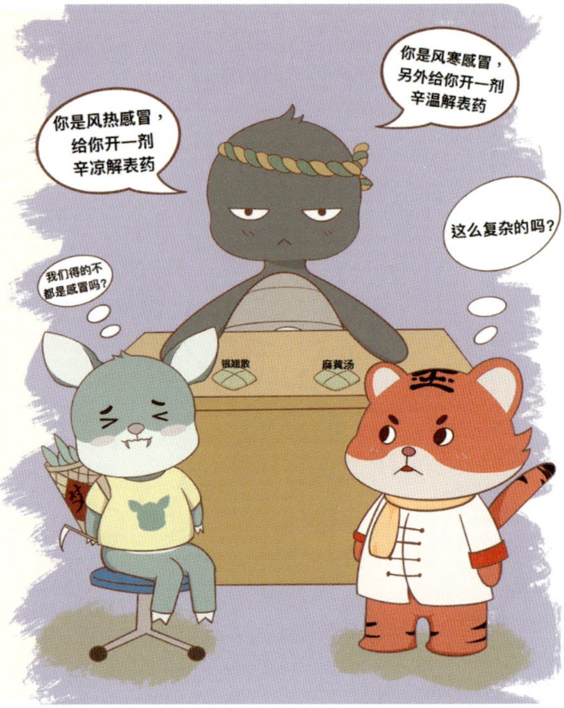

你是风热感冒，给你开一剂辛凉解表药
你是风寒感冒，另外给你开一剂辛温解表药
我们得的不都是感冒吗?
这么复杂的吗?
银翘散
麻黄汤


这就是中医中的同病异治。

它又有可能是不同的疾病用了同样的诊治方法。比如虽然出血的部位不同，但都是因为同样的原因引起，所以用了一样的药物治疗。这就是所谓的异病同治。

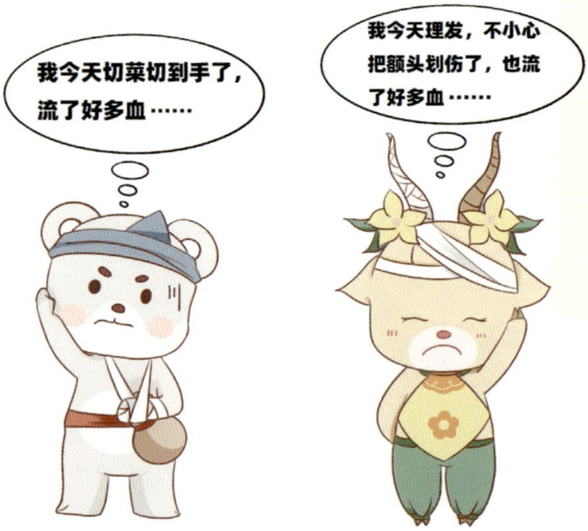

我今天切菜切到手了，流了好多血……
我今天理发，不小心把额头划伤了，也流了好多血……

《伤寒杂病论》是我国医学史上影响巨大的古典医著之一，也是我国第一部临床治疗学方面的巨著，奠定了张仲景在中医史上的重要地位，成为后世从医者必读的重要医籍。因此，张仲景被后人称为“医圣”。

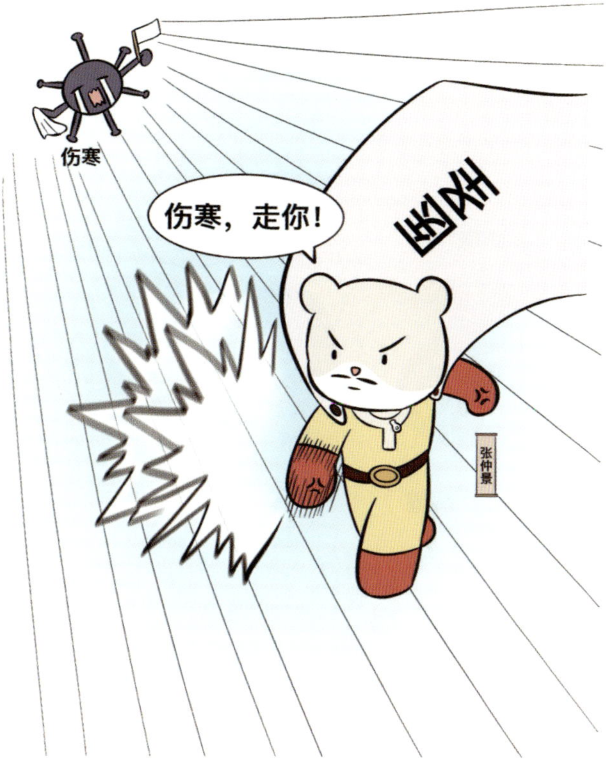


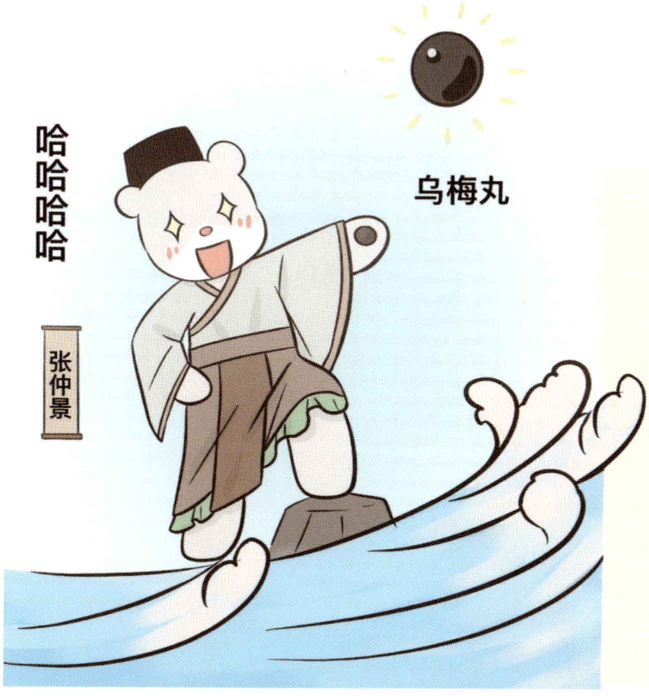


说起来，有一种食物和张仲景也是很有渊源的。它，就是乌梅！张仲景曾经灵光一闪，脑洞大开，用乌梅做主要原料制作了一个流传至今的药方：乌梅丸。

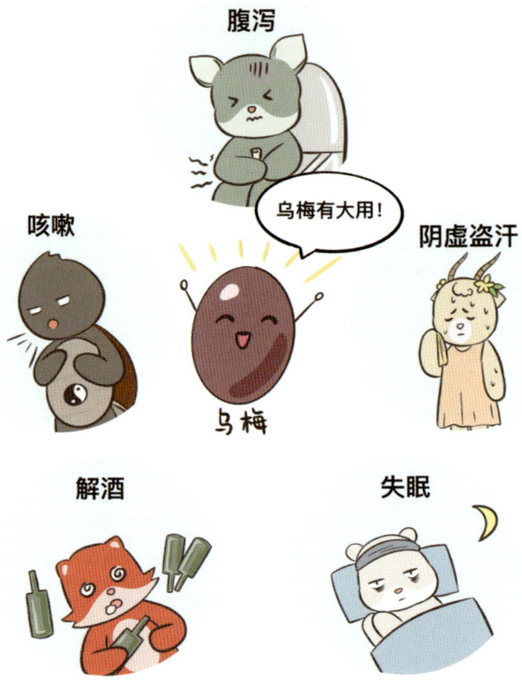


乌梅可以生津止渴、治疗腹泻、治疗阴虚盗汗、治疗咳嗽、解酒，还可以调理高血压，调理肝火旺引起的失眠。

特别是夏天，因为我们出汗太多，汗血同源，汗出多了伤的是血，血是阴，出汗太多会伤阴，所以我们要滋阴来补充津液。那么什么样的食品适合补充我们在炎炎夏日里流失的津液呢？

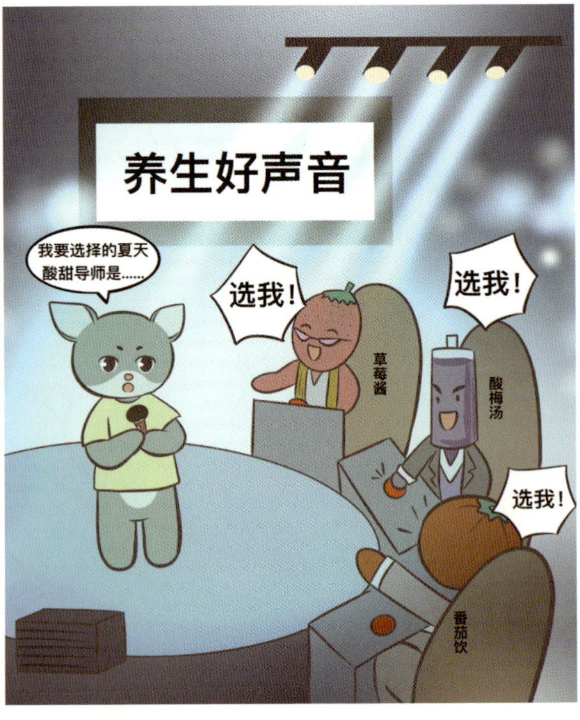

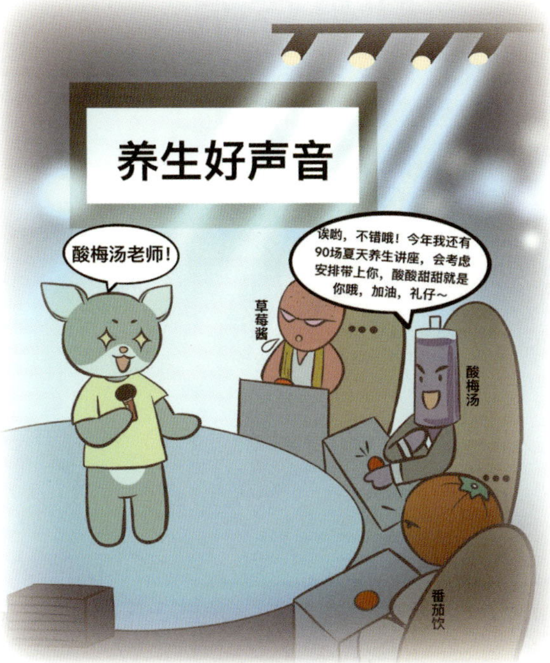
养生好声音
酸梅汤老师！
诶哟，不错哦！今年我还有90场夏天养生讲座，会考虑安排带上你，酸酸甜甜就是你哦，加油，礼仔~
草莓酱
酸梅汤
番茄饮

毫无疑问，就是用乌梅制成的夏季解暑神器——酸梅汤！

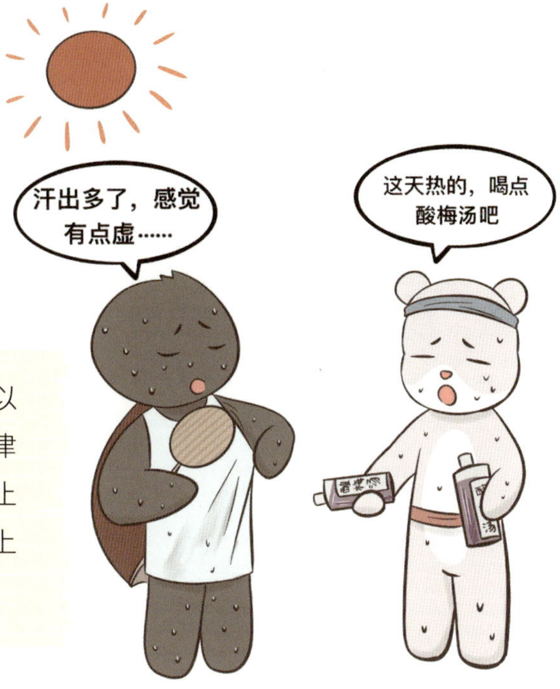
汗出多了，感觉有点虚……
这天热的，喝点酸梅汤吧

炎炎夏日，酸梅汤可以快速被我们身体吸收，化成津液。我们常说生津止渴，要止渴必须要生津，只有津液补上来了，才能止渴。

## 汗血同源

接着，咱们就得说说第二位——华佗。说起华佗，大家最熟悉的故事就是他给我们大名鼎鼎的关羽进行刮骨疗伤的故事啦！

# 刮骨疗伤

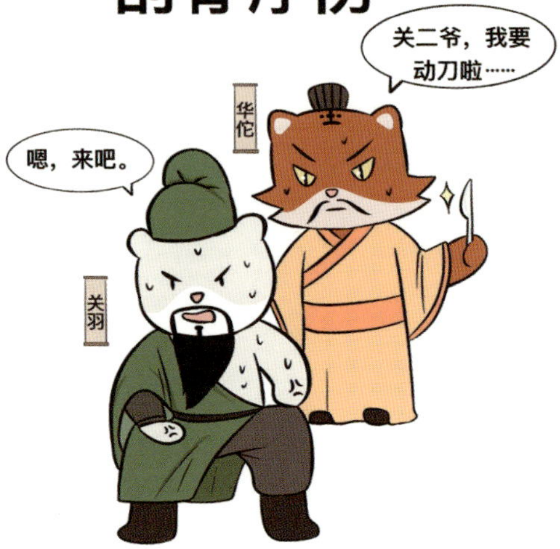


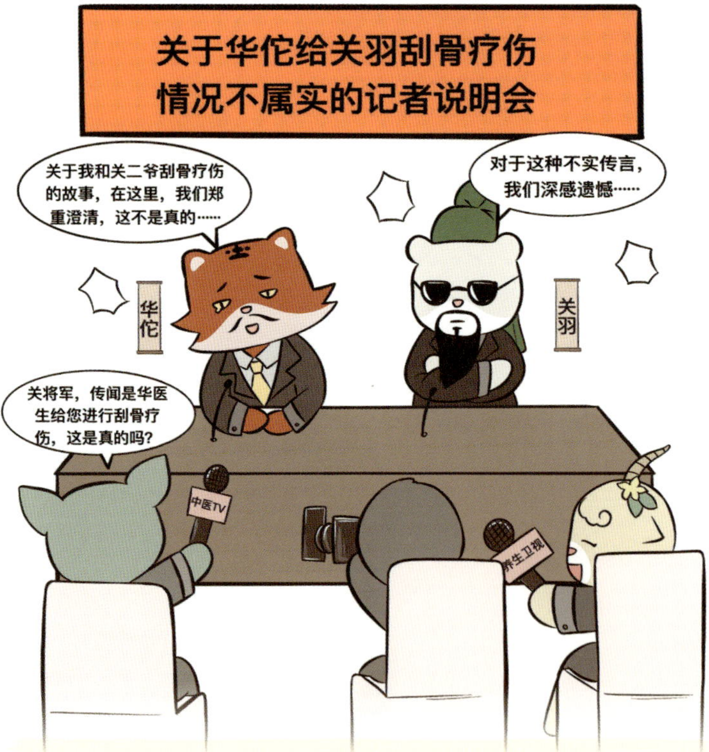


当然，刮骨疗伤是《三国演义》里面的故事，真正历史上华佗给关羽刮骨疗毒是不存在的。

但这并不影响华佗的成就。历史上的华佗，可是被后人称为“外科圣手”“外科鼻祖”的顶尖高手。他不但是中国历史上首位创造手术外科的医学家，还为此发明了世界上最早的麻醉剂——麻沸散，开创了全身麻醉手术的先例。这种全身麻醉手术，在中国医学史上是空前的，在世界医学史上也是罕见的创举。

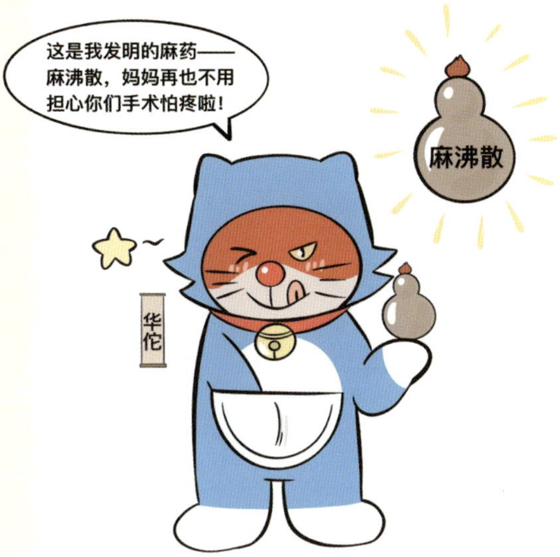
这是我发明的麻药——麻沸散，妈妈再也不用担心你们手术怕疼啦！
麻沸散
华佗

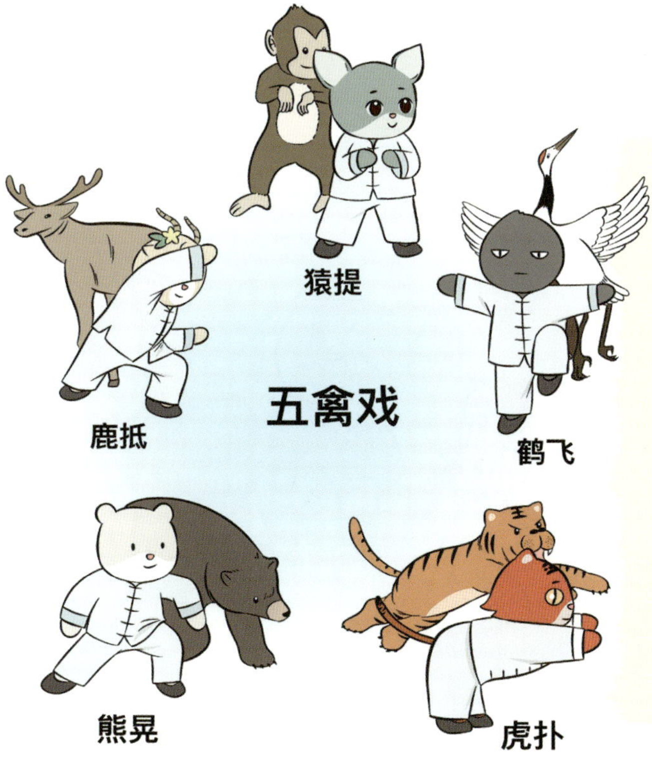
五禽戏
猿提
鹿抵
鹤飞
熊晃
虎扑

同时，华佗也是中国古代医疗体育的创始人之一。他不仅善于治病，还特别提倡养生之道。他继承和发展了前人“治未病”的预防疾病理论，编排了一套模仿猿、鹿、熊、虎、鹤等五种动物姿态的健身操——“五禽戏”，帮助人们锻炼身体。

# 德技双馨

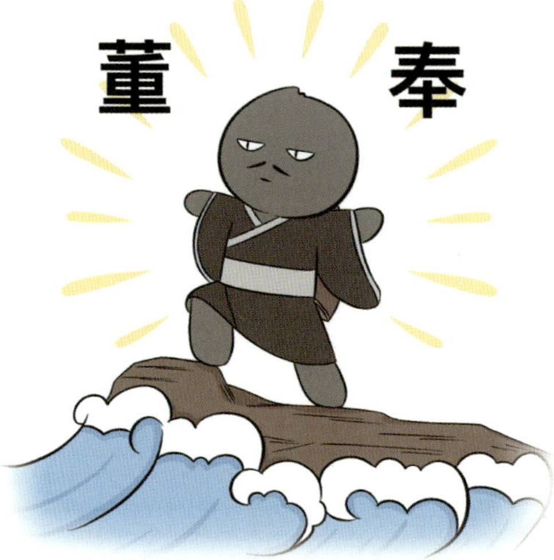


说完华佗，最后出场的就是德技双馨的达人——董奉！

董奉与华佗一样，都是从小就开始学医，酷爱钻研医术。他归隐山中后，不仅招徒行医传承医术，还不收一分钱，一心救治患者，完全是体现大爱的医者仁心。

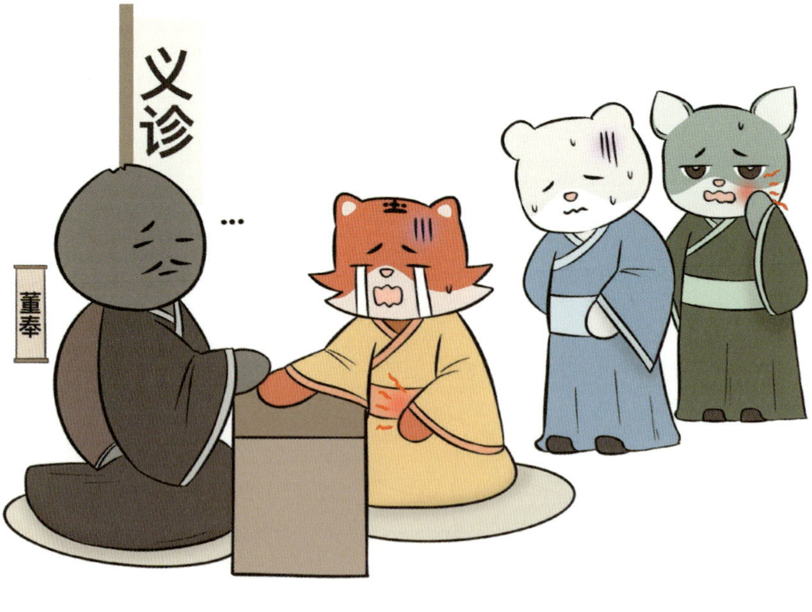

只是，董奉行医有一个独特的要求：患者治好后，需到山上种植杏树，重病患者，种五棵杏树，一般患者，种一棵杏树。久而久之，董奉隐居的山里一片杏树，成了郁郁葱葱的杏林。等到杏子成熟时，董奉就在树下建仓储杏，用杏子交换谷物，所攒的谷物用来救济贫苦的老百姓。

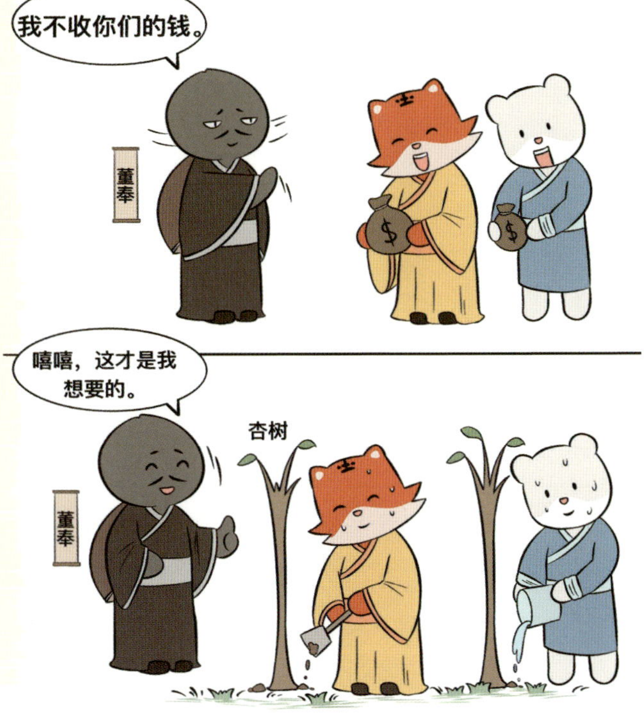
我不收你们的钱。
董奉
嘻嘻，这才是我想要的。
杏树
董奉

## 杏林春暖

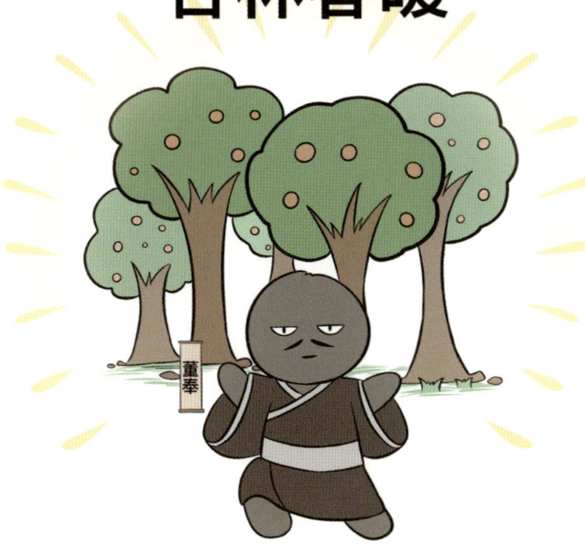
董奉

董奉高超的医术和无私的仁爱精神，由此被广为传颂，也为医学界注入了深厚的文化底蕴。为了纪念他，人们便把他行医不求报酬只种杏树的故事，称为“杏林春暖”。

知识卡片

## 强身健体的『五禽戏』

华佗不仅善于治病，还特别提倡养生之道。他曾对弟子吴普说：『人体欲得劳动，但不当使极耳。动摇则谷气得消，血脉流通，病不得生，譬犹户枢，终不朽也。』

因此，华佗创造了一种锻炼方法，叫作『五禽戏』，通过模仿猿、鹿、熊、虎、鹤等五种动物的各种姿态和动作，既可以锻炼身体，又可以用来防治疾病。当身体不舒服时，只要起来做其中一戏，流汗浸湿衣服后，接着在上面搽上爽身粉，身体便觉得轻松便捷，腹中想吃东西了。他的学生吴普施行这种方法锻炼，活到九十多岁时，听力和视力都很好，牙齿也完整牢固。

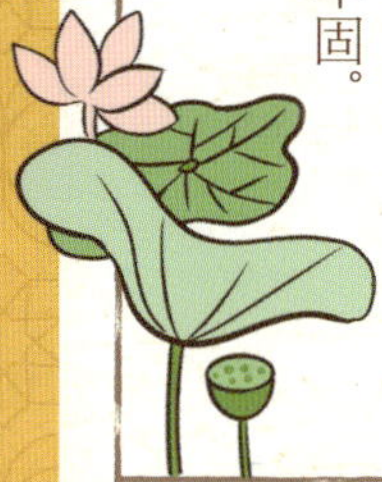

冷知识

## 一波三折的《伤寒杂病论》

《伤寒杂病论》是中国传统医学著作之一，是一部论述外感病与内科杂病为主要内容的医学典籍。公元3世纪初，张仲景博览群书，广采众方，凝聚毕生心血，写就《伤寒杂病论》一书。《伤寒杂病论》成书之后，由于当时书籍的传播只能靠一份份手抄，所以流传开来十分艰难，加上战乱频繁，张仲景逝世后不久，原书便散失不全。

到了晋朝，《伤寒杂病论》等来了它命运中的救世主。一位名叫王叔和的太医令在偶然的机会中看到了这本书。此时，书已是断简残章，王叔和读着这本断断续续的奇书，兴奋难耐。于是他利用太医令的身份，全力搜集《伤寒杂病论》的各种抄本，并整理、重新编次。因非原书全貌，且内容多为伤寒的辨证论治，故更名为《伤寒论》，共10卷22篇。据考证，王叔和还将《伤寒论》的内容收入其所著《脉经》之中，所以今人有称《脉经》所收录的《伤寒论》为『脉经本《伤寒论》』。到了后世，不断有人收集整理校勘，最终《伤寒杂病论》分编为《伤寒论》和《金匮要略》两部。

# 【第五回】

## 岭南风云，罗浮山上的养生密码

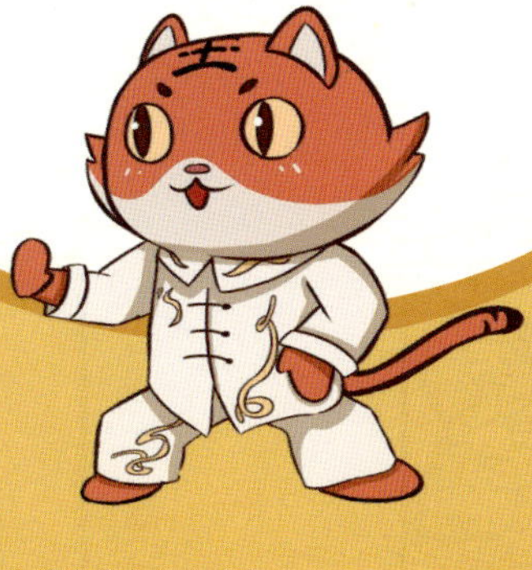

晋朝，刚刚经过三国的混乱割据，百姓生活困苦，民不聊生，这时，出现了一位在医药界和道教、宗教界都颇负盛名的大人物，他就是葛洪！

葛洪，字稚川，自号抱朴子，世称小仙翁，东晋时期道士、道学家、炼丹家、医学家、科学家。

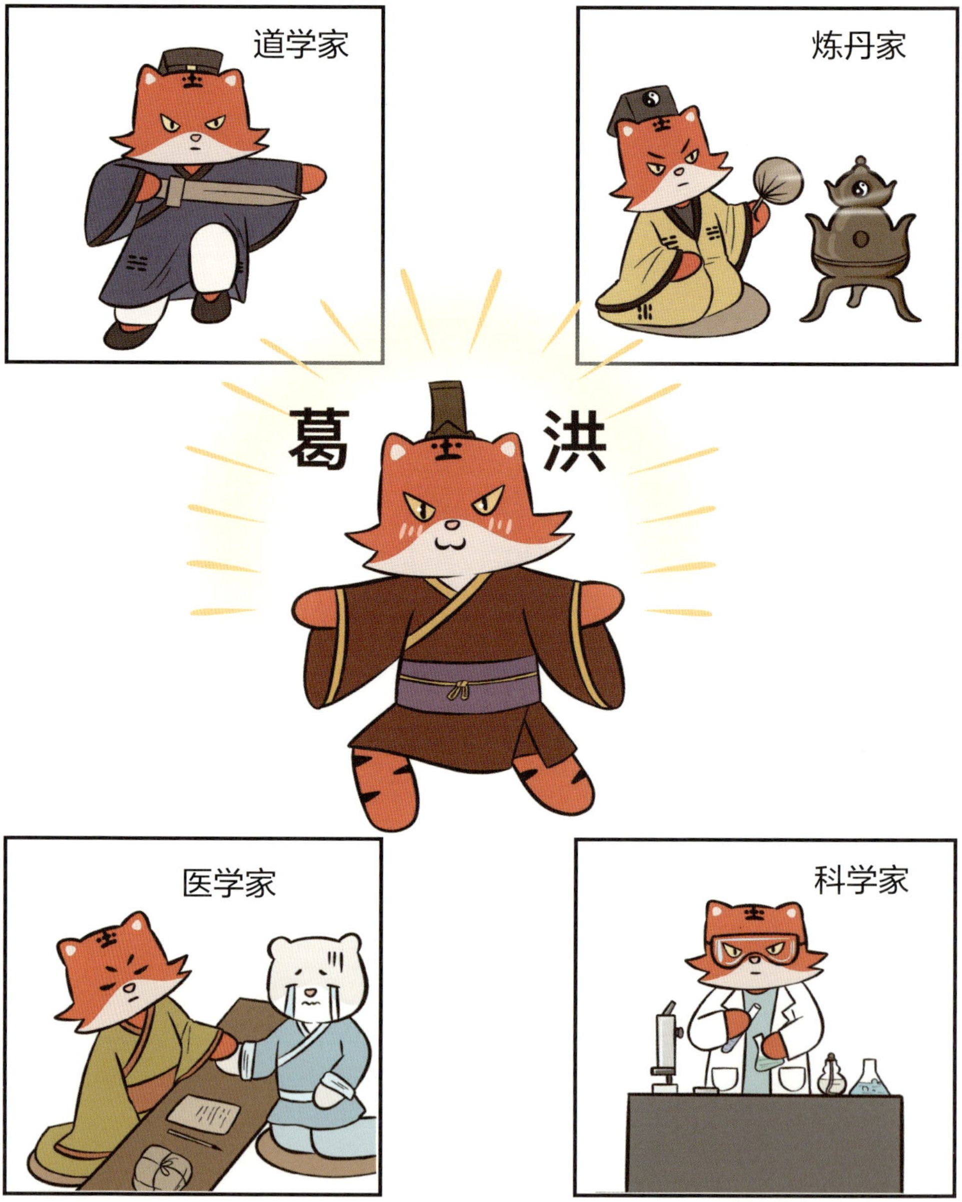

面对战乱不休的天下，葛洪选择了有着浓厚仙道氛围的罗浮山（现广东惠州罗浮山）隐居学道，采药炼丹。在此期间，他与南海太守鲍靓之女鲍姑成婚，两人结成“神仙眷侣”。

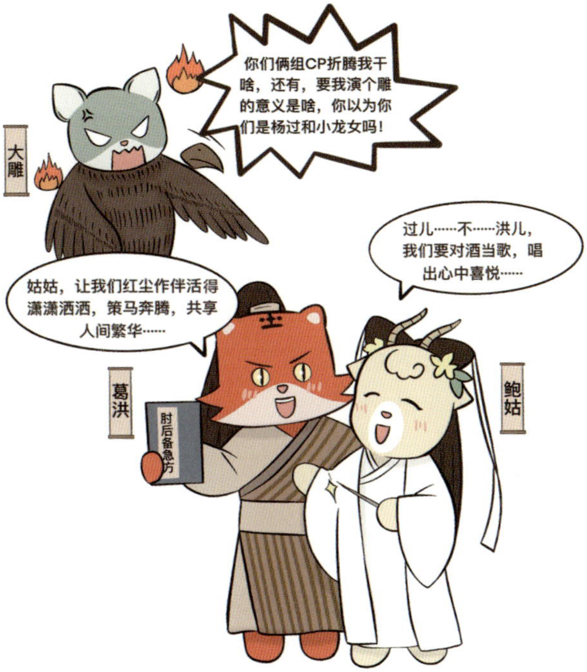
你们俩组CP折腾我干啥，还有，要我演个雕的意义是啥，你以为你们是杨过和小龙女吗！
大雕
过儿……不……洪儿，我们要对酒当歌，唱出心中喜悦……
姑姑，让我们红尘作伴活得潇潇洒洒，策马奔腾，共享人间繁华……
葛洪
肘后备急方
鲍姑

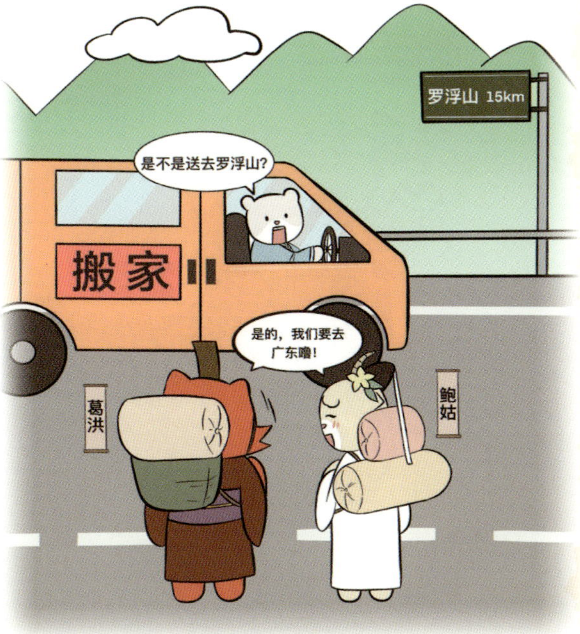
罗浮山 15km
是不是送去罗浮山?
搬家
是的，我们要去广东噜!
葛洪
鲍姑

成婚后葛洪与鲍姑返回故乡，后来为了寻找丹砂再次举家南下，由于对罗浮山情有独钟，他与鲍姑一起在山中云深之处遍尝百草、施药于民，炼丹修道，为百姓治病。鲍姑擅长灸法，葛洪撰写于此期间的重要医药著作《肘后备急方》收录了大量灸方，可谓葛氏夫妇的智慧结晶。书中关于青蒿素的妙用还给屠呦呦发现青蒿素提供了灵感，一举拿下诺贝尔奖。

《肘后备急方》是中国第一部临床急救手册。全书着重于临床急救，用穴少而精，介绍了100多个针灸医方。其中，神奇的针灸分为针法和灸法。

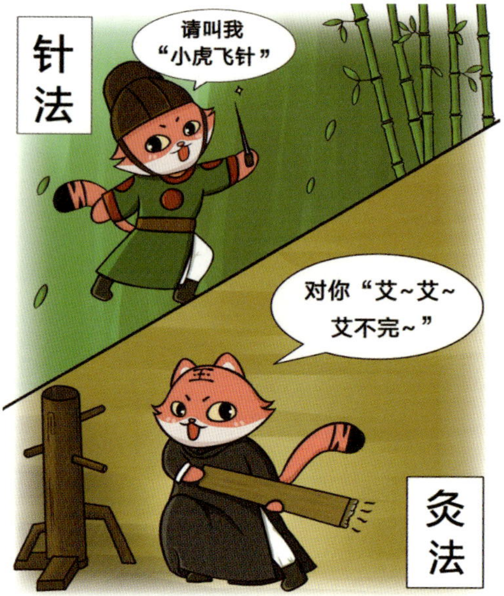
针法
请叫我“小虎飞针”
对你“艾~艾~艾不完~”
灸法

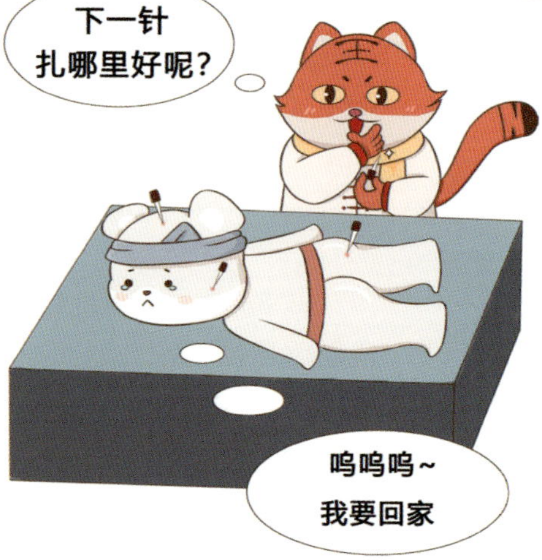
下一针扎哪里好呢？
呜呜呜~我要回家

针法是一种可以通过把针具刺入身体穴位，对特定部位产生刺激从而达到治病效果的治疗方法。

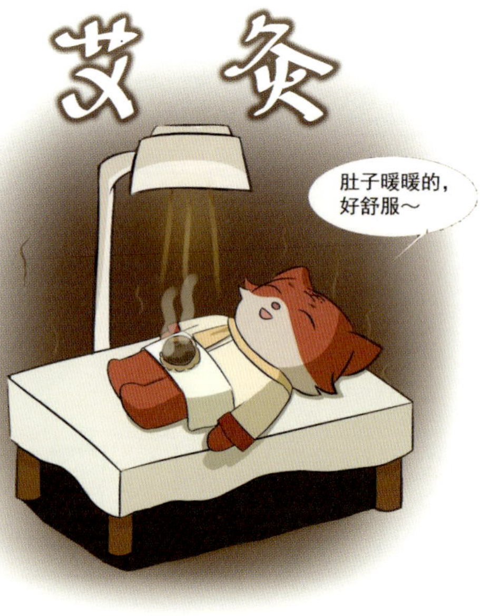
艾灸
肚子暖暖的，好舒服~

灸法是用灸柱或灸草在体表的特定穴位上进行熏灼，通过热刺激达到治疗效果的手段。

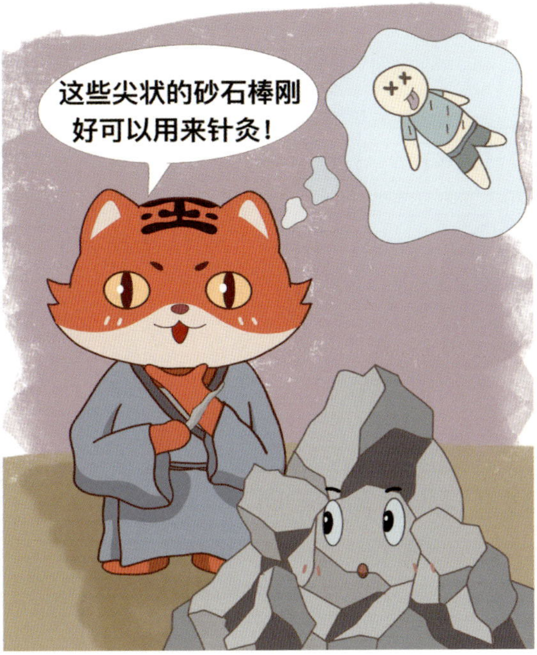
这些尖状的砂石棒刚好可以用来针灸！

针灸起源于古代的砭石，砭石是一种可以用来治病的石头，古代的人们用尖状的石棒刺激穴位。

人们用石块叩击人体，或用石头摩擦体表。

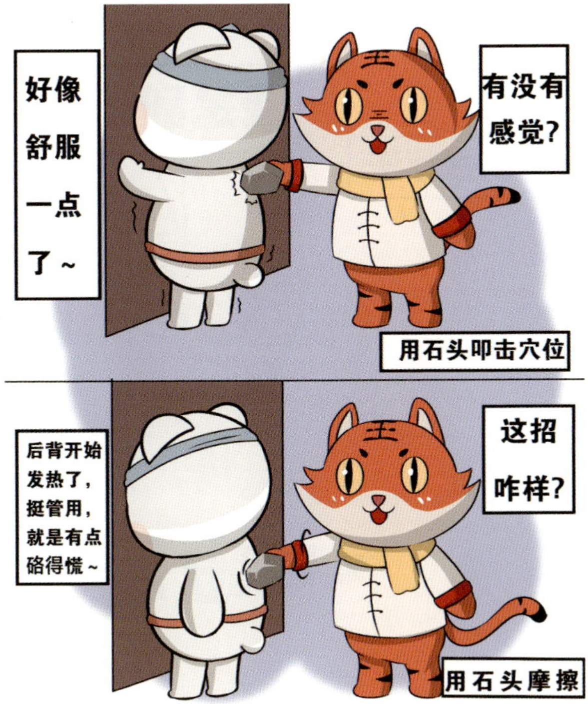
有没有感觉？
好像舒服一点了~
用石头叩击穴位
这招咋样？
后背开始发热了，挺管用，就是有点硌得慌~
用石头摩擦

后来砭石慢慢演变成砭刀、砭针等治疗器具。

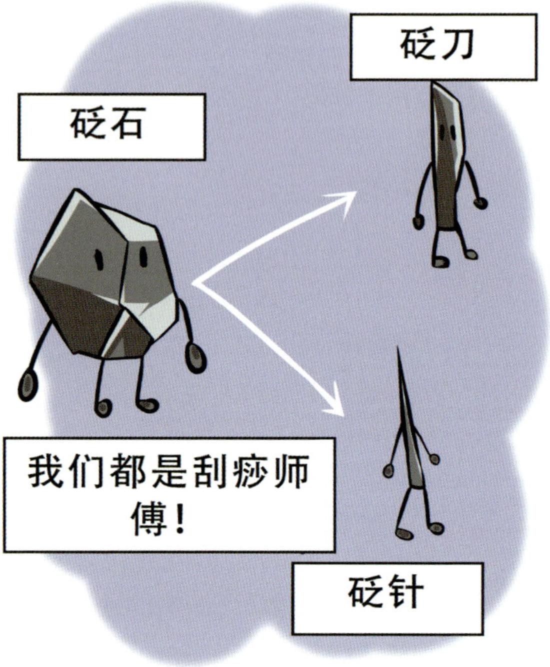


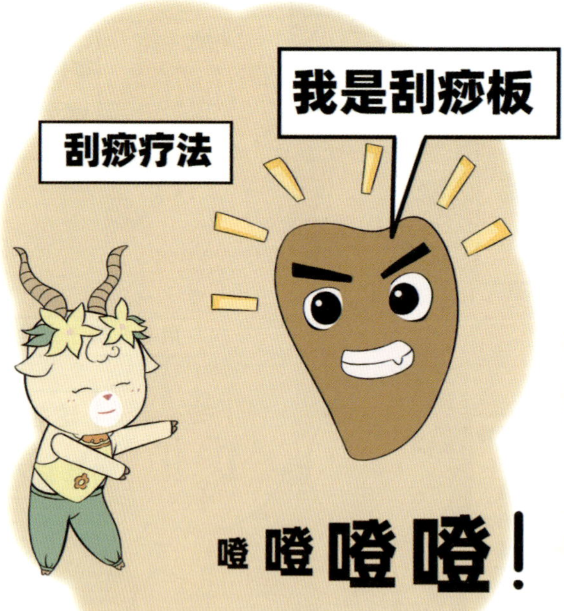


同样起源于砭石的另一种外治法是刮痧疗法。

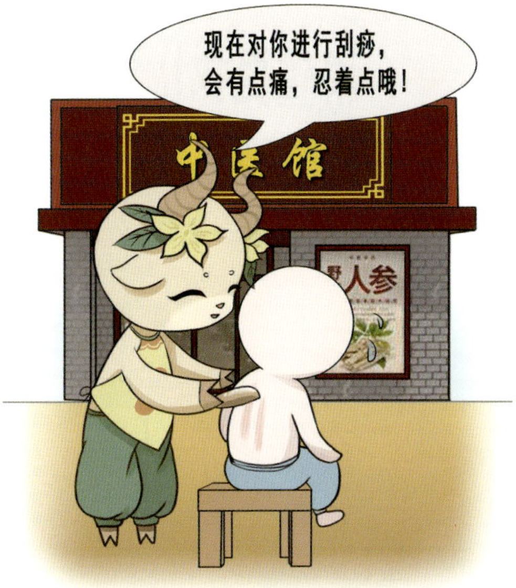
现在对你进行刮痧，
会有点痛，忍着点哦！
中医馆
野人参

刮痧在民间流传最广，要使用特制的刮痧板和相应的手法，在体表反复刮动、摩擦。当皮肤上出现了红色或紫红色的斑点时，我们称为“出痧”。

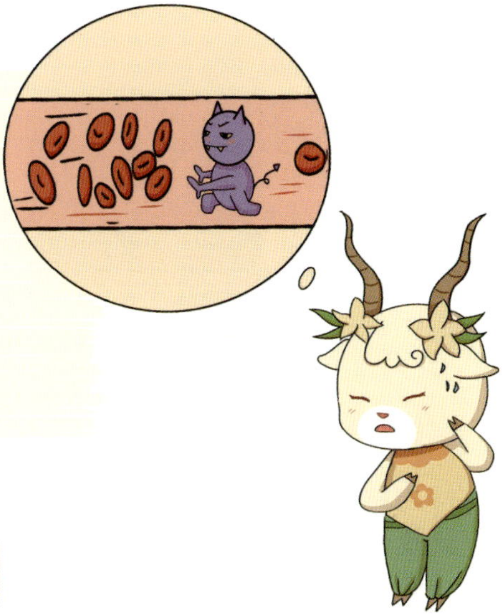

“痧”是经络气血中的“瘀秽”，也叫痧毒，它会使我们身体里的气血运行不通畅，还阻碍了营养物质和代谢产物的交换，从而引发疾病，所以中医有“百病皆可发痧”之说。

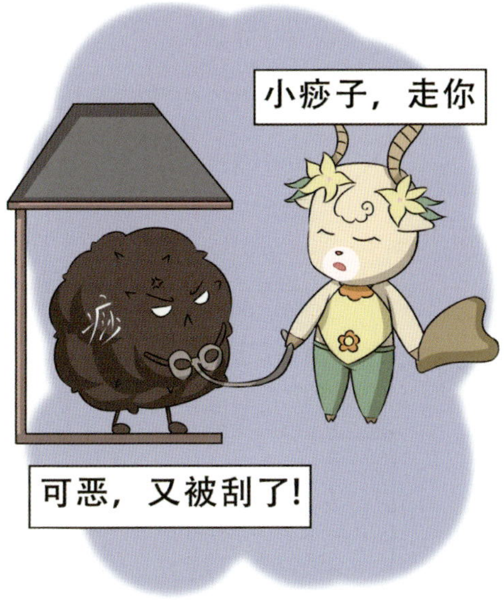
小痧子，走你
痧
可恶，又被刮了！

所以刮痧事实上就是把“痧”这个坏家伙从身体里带出来。

能把身体里另一个坏家伙“湿气”排出来的外治法叫拔罐。

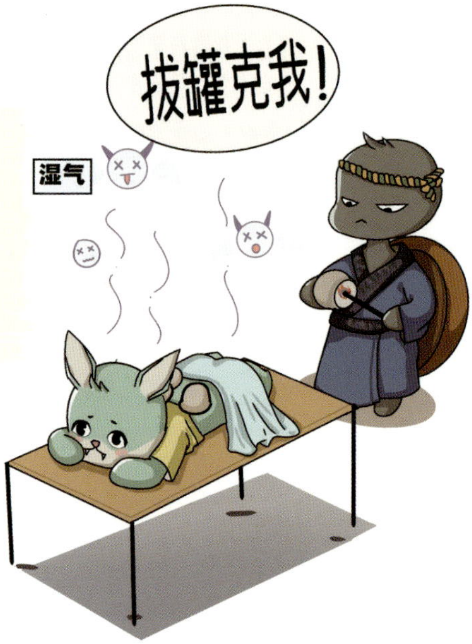
拔罐克我！
湿气

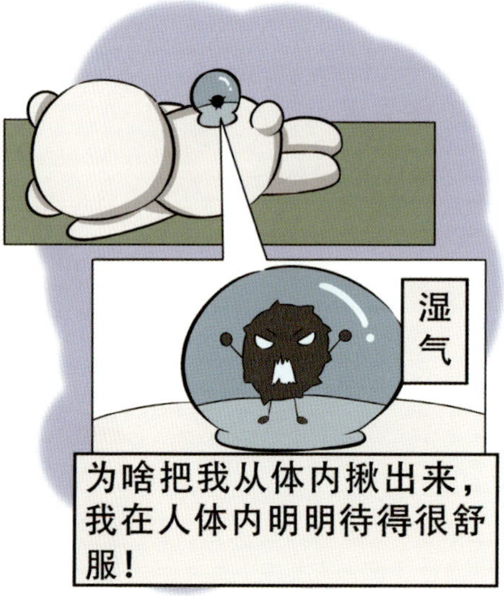


拔罐需要用到罐筒，用各种方法把罐筒里的空气排掉，通过罐中气体负压把身体里的坏家伙给吸出来。

有些医生还用这种吸拔罐筒的方法来拔除脓血，治疗痈肿患者。

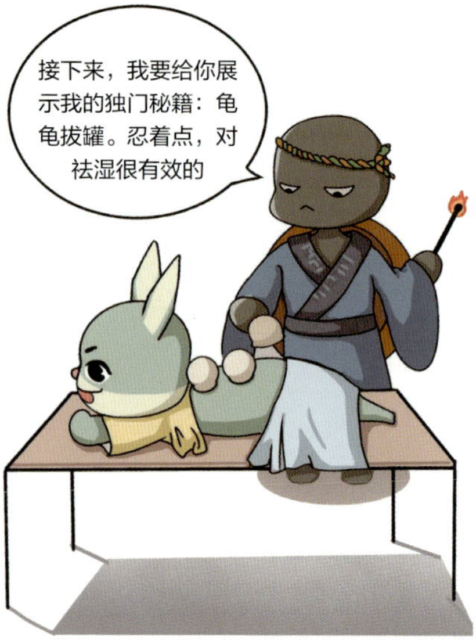
接下来，我要给你展示我的独门秘籍：龟龟拔罐。忍着点，对祛湿很有效的

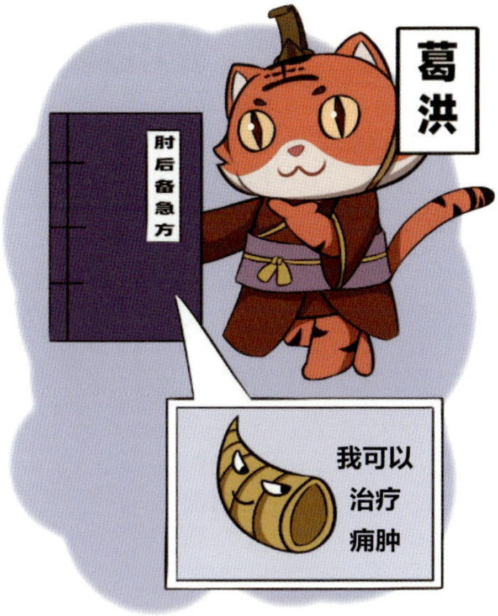
葛洪
肘后备急方
我可以
治疗
痈肿

从古至今，罐筒的材质有很多种。葛洪就曾在《肘后备急方》中提过用牛角来治疗痈肿。

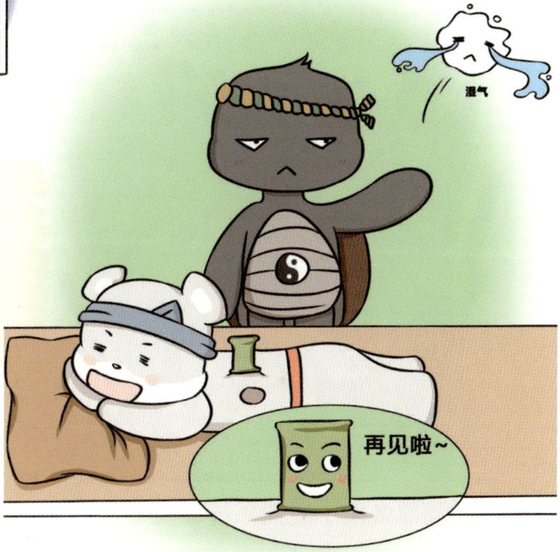
湿气
再见啦~

到了隋唐时期，就开始用经过削制的竹罐来代替牛角做罐筒。

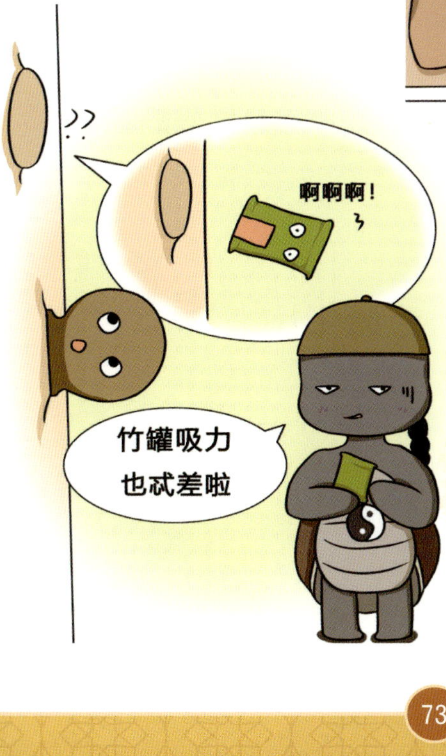
??
啊啊啊！
竹罐吸力
也忒差啦

但是竹罐的吸力比较差，到了清代，就出现了陶土烧制的陶罐。

到了现代，大家看到的大部分罐筒都是用玻璃制成的，因为它有更好的密闭性，可以更稳地吸附在体表上。

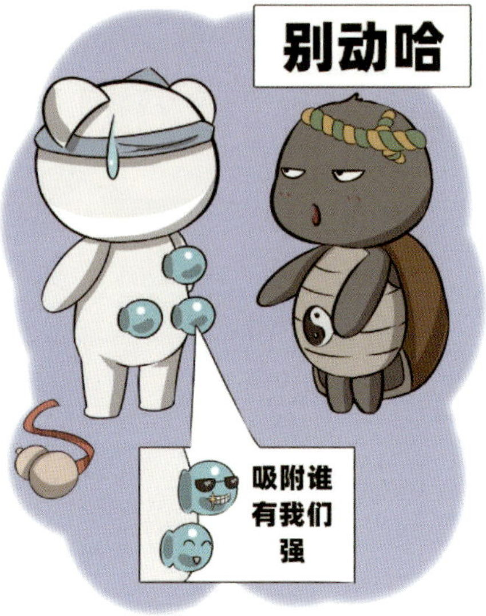


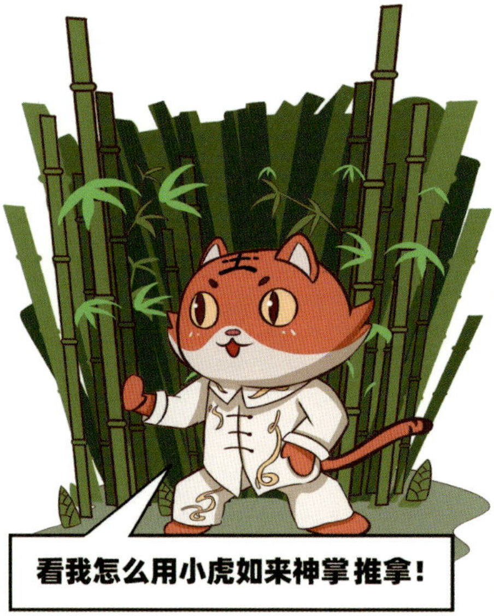


更神奇的是，在中医经络腧穴理论的指导下，有时我们甚至不需要器具，光用推拿的手法，也可以防治疾病。

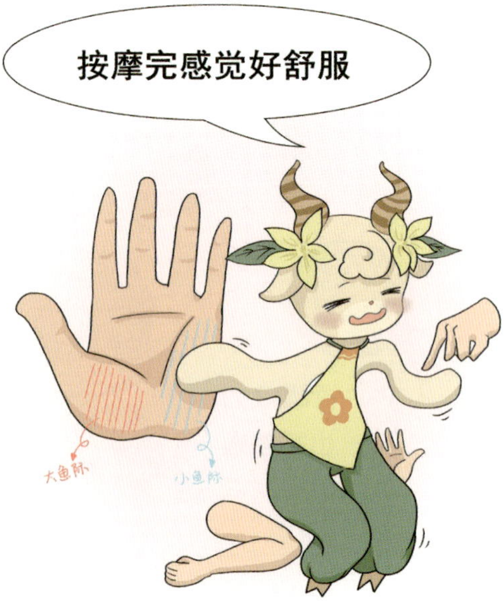


推拿的手法也是多种多样。有用手指、手掌、大鱼际、小鱼际、前臂或手肘在身体上像揉面团一样揉来揉去的揉法。

有用手掌或手指抚摸身体的摩法，如指摩法、掌摩法。

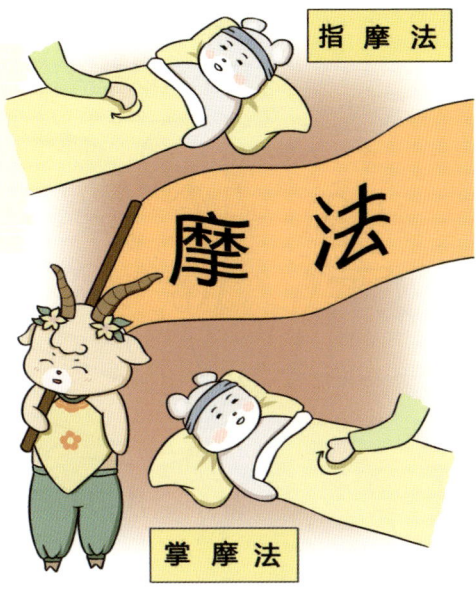

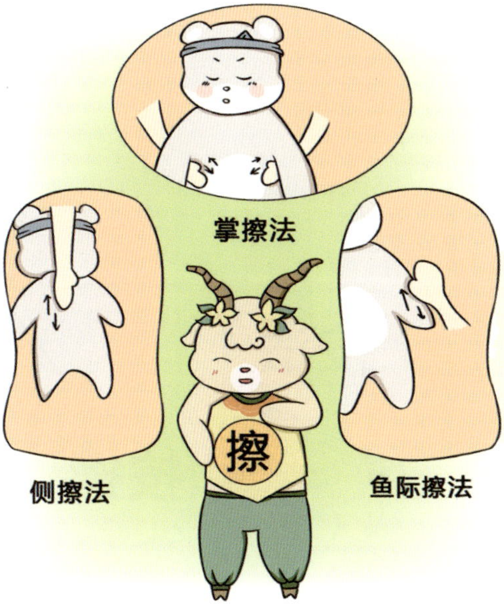


有用手掌在身体上快速擦动的擦法，如掌擦法、侧擦法、鱼际擦法。

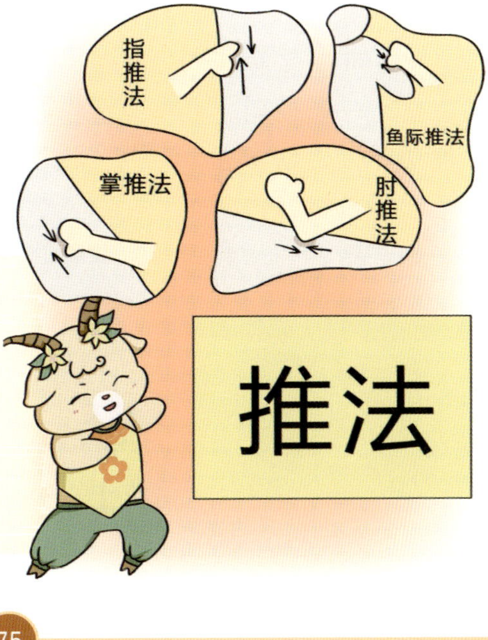


用手掌、手指、手肘或鱼际在身体上推动的方法叫推法，如指推法、掌推法、肘推法、鱼际推法等。

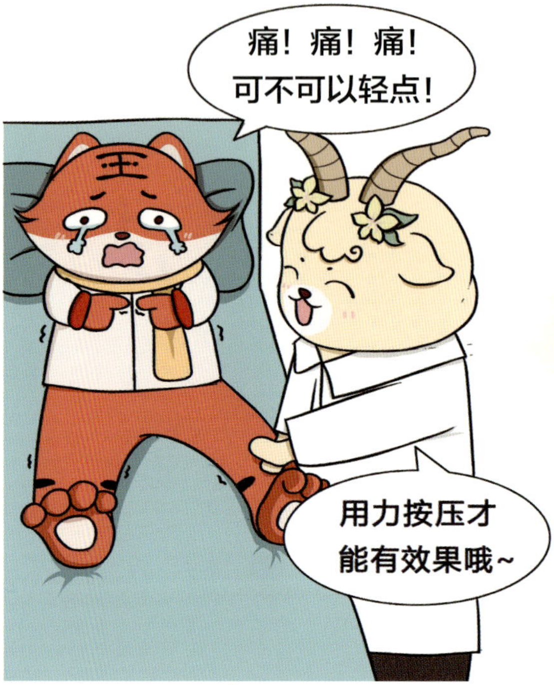
痛！痛！痛！
可不可以轻点！
用力按压才
能有效果哦~

用力按压的方法叫按法。

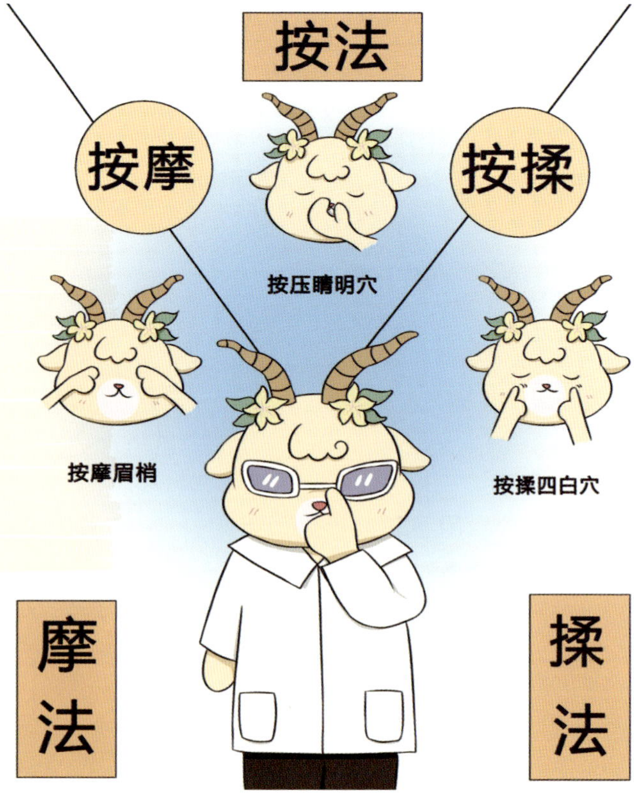
按法
按摩
按揉
按压睛明穴
按摩眉梢
按揉四白穴
摩法
揉法

还可以多种手法结合一起使用，按法和揉法结合在一起叫按揉，按法和摩法结合在一起就叫按摩。

知识卡片

# 功不可没的『青蒿素』

青蒿在中国有两千多年的药用历史，用青蒿治疗疟疾就是古人总结的宝贵经验，最早能追溯到葛洪的《肘后备急方》，其中记录的关于青蒿汁的提取方法，为后人提供了灵感。

1969年1月，中国中医研究院接受抗疟药研究任务，组建科研团队，由屠呦呦担任组长，收集和解析中医药防治疟疾的信息，不断进行中药实验筛选，研发抗疟中药。为此，屠呦呦团队系统收集、整理历代中医药典籍和访问名老中医，编写出以640种方药为主的《疟疾单秘验方集》，作为研究工作的依据，并油印成册转赠国内相关研究机构，共同发掘。

团队历经380多次失败，利用现代医学和方法进行分析研究、不断改进提取方法。屠呦呦重温葛洪《肘后备急方》时，发现其中有关『青蒿一握，以水二升渍，绞取汁，尽服之』的截疟记载未提及煎煮，意识到提取过程需避免高温，由此取得了青蒿抗疟筛选的突破，也是发现青蒿素的关键一步。

青蒿素的诞生，有效降低了疟疾患者的死亡率。因此，2015年10月屠呦呦凭借发现青蒿素获得了诺贝尔生理学或医学奖，成为第一位获诺贝尔科学奖项的中国本土科学家。

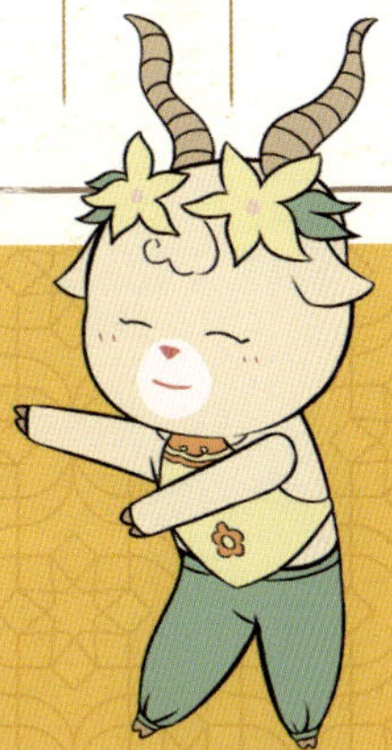

冷知识

# 『岭南第一山』罗浮山

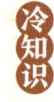

罗浮山，位于中国广东省惠州博罗县的西北部，号称『仙山』，自古拥有『中国十大道教名山之一』『岭南第一山』『百越群山之祖』之美誉。

罗浮山雾气缭绕，碧丛满眼，飞瀑鸣泉，游客络绎不绝。罗浮山上，道、释、儒三家长期繁衍共存，寺庙林立，史迹众多，从葛洪到黄野人，从苏东坡到徐霞客……众多方士名家『南睹罗浮春』，成就可圈可点的人文风景。

同时罗浮山是个天然的资源宝库，生长植物有3400多种，其中中草药有1400多种。葛洪一生两次入罗浮山。一次是结识鲍靓之后，偕妻子鲍姑一起隐居罗浮山。大致时间是从306年到314年前后。另一次是333年，也就是他51岁那年，他在途经广州前往勾漏（今广西北流）的途中，决定放弃既定目的地，留在罗浮山继续隐居。葛洪选择在罗浮山隐居，一边炼丹修道，一边著书立说，同时用医术救治百姓。罗浮山民众深受葛洪慈行善举的照拂，称他是上天下凡救苦救难的『葛仙翁』。

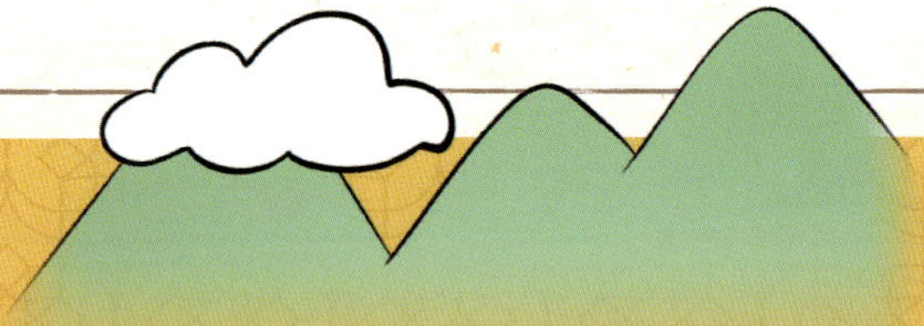

# 【第六回】

## 盛唐强音，大医精诚的『药王』来了

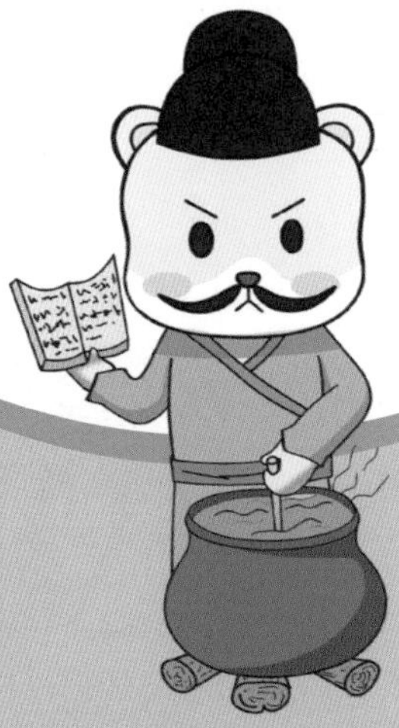

到了唐代，中药事业的发展又迎来一个新的“春天”！

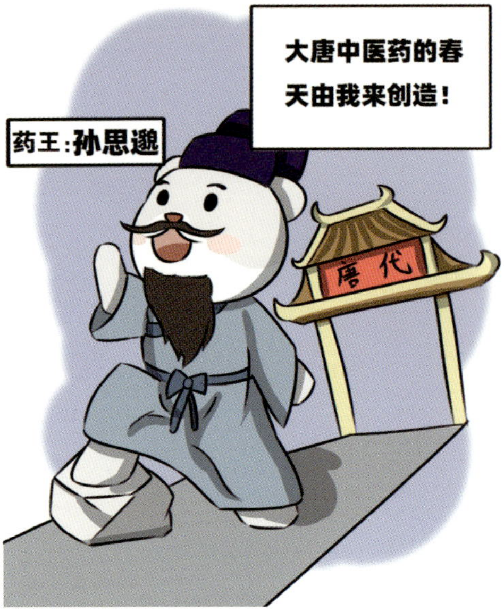
药王:孙思邈
大唐中医药的春天由我来创造！
唐代

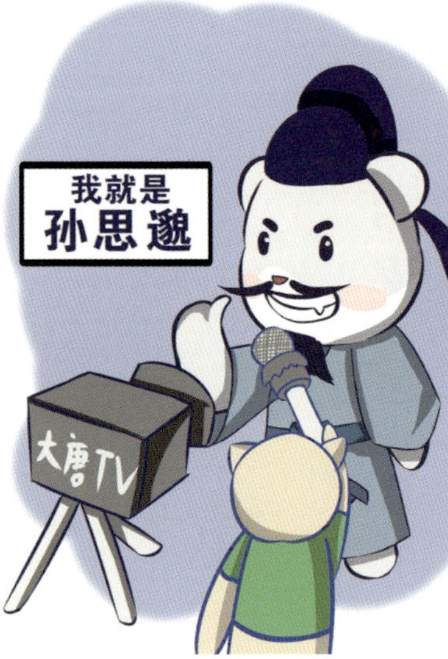
我就是孙思邈
大唐TV

因为出了一个百年难得一遇的药学奇才。他就是药王孙思邈！

孙思邈少年时期就通晓百家之说，连北周洛州总管独孤信见到他，都不得不夸他：“这是神童啊！”

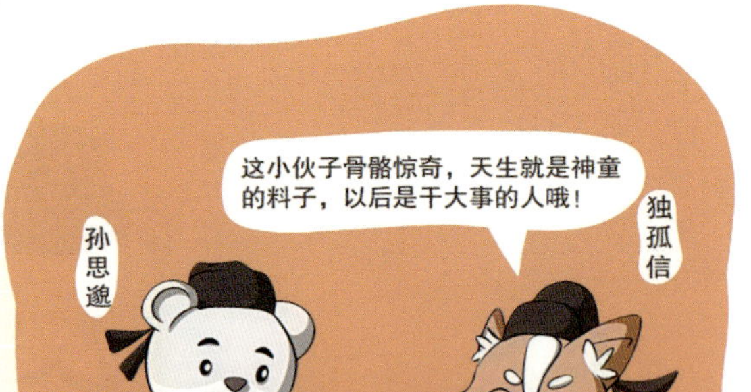
这小伙子骨骼惊奇，天生就是神童的料子，以后是干大事的人哦！
孙思邈
独孤信

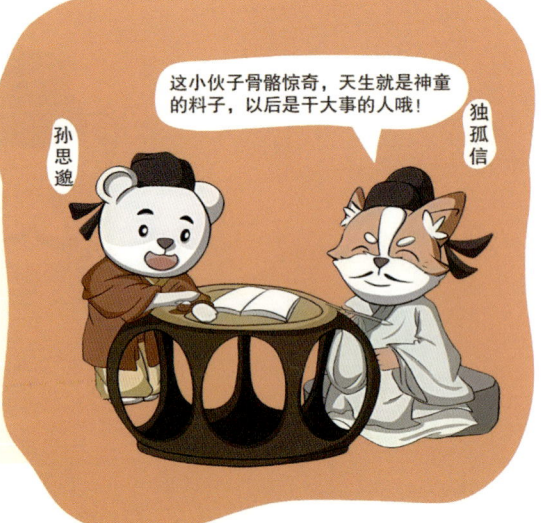

长大以后的孙思邈隐居在太白山，他一方面下功夫钻研医学著作，另一方面亲自采集草药，研究药物学。

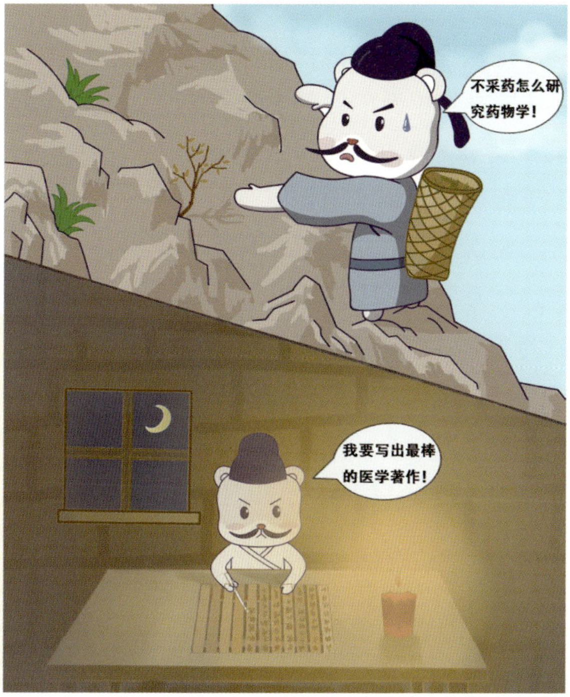
不采药怎么研究药物学！
我要写出最棒的医学著作！

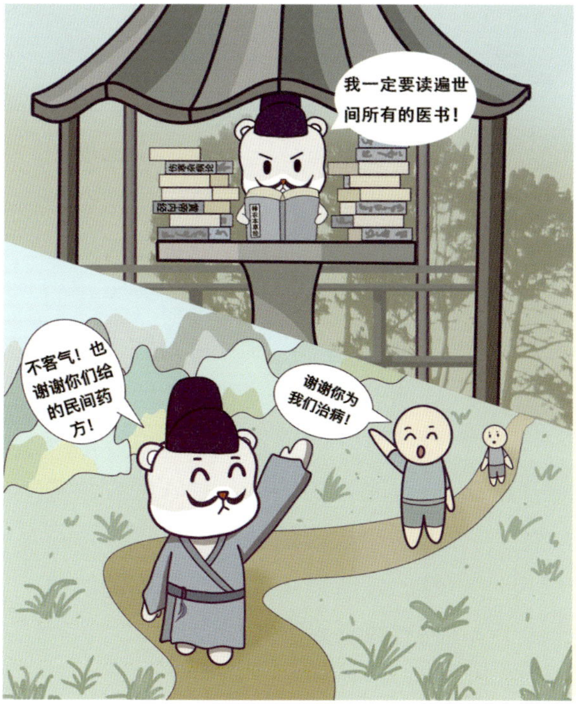
我一定要读遍世间所有的医书！
谢谢你为我们治病！
不客气！也谢谢你们给的民间药方！

他认真研读《黄帝内经》《伤寒杂病论》《神农本草经》等医书，同时广泛收集民间流传的药方，热心为人治病，积累了许多宝贵的临床经验。

他从理论到实践，再由实践经验中提炼出新的医药学研究成果，以毕生精力写出了医学著作《千金要方》和《千金翼方》。孙思邈认为“人命至重，有贵千金，一方济之，德逾于此”，所以将他自己的两部著作均冠以“千金”二字，名《千金要方》和《千金翼方》。孙思邈的这两部医方名著，各30卷，6500多个药方，数百万言。内容之丰富，涉及预防医学、诊断学、各科治疗、针灸、营养、卫生等方面的学识。

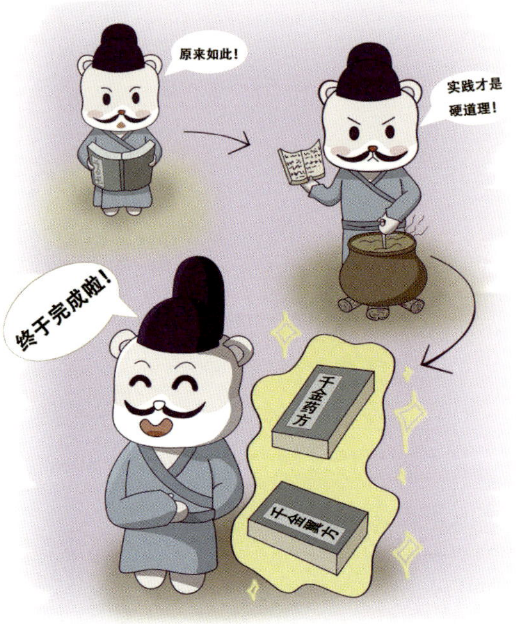
原来如此！
实践才是硬道理！
终于完成啦！
千金药方
千金翼方

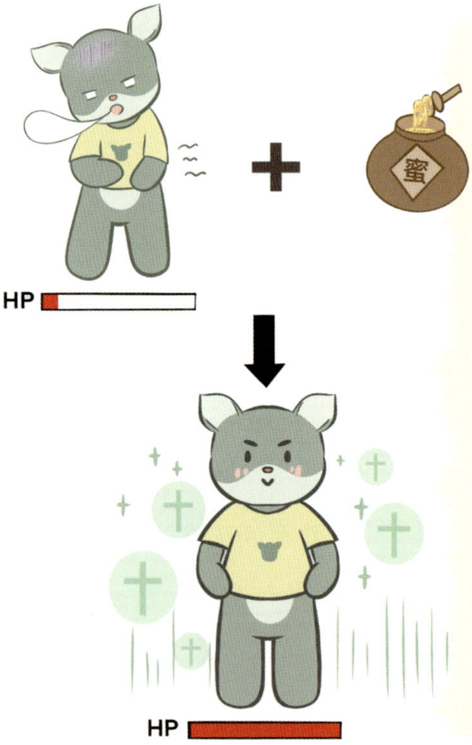


其中，孙思邈特别倡导养生。就春天养生食疗而言，春天还应该吃点什么有利于身体健康呢？《千金要方》给出了两个原则。第一个原则是春天要适当多吃点甘味的食物。因为春天我们的肝气很旺，容易克制脾土，而甘味的食物能够健脾，所以可以吃些甘味的食物来缓和过旺的肝气对脾胃的伤害。甘味的食物最大的功效就是健脾养胃、补中益气、缓解疼痛，比如胃痛的时候喝点蜂蜜水就有帮助。

甘味的食物有哪些？一般来说，黄颜色的食物都是甘味的食物，比如土豆、玉米、南瓜、小米等。

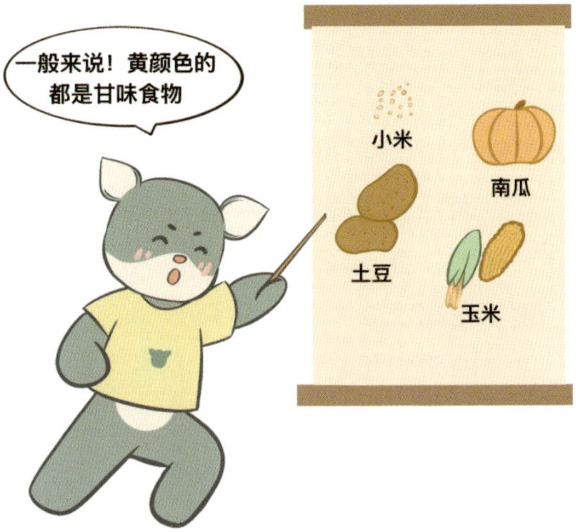


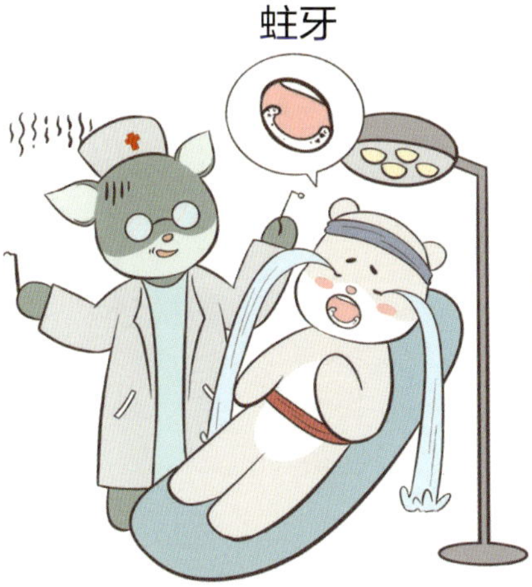


## 要适当少吃甜的食物

甘味的食物不单指甜味的食物，还包括那些只有淡淡的味道甚至没有什么味道的食物。甘味的食物可以多吃，甜味或者说过甜的食物我们要适当少吃，比如白砂糖、各种甜品等。吃多了甜品不仅会伤我们的脾胃，让身体产生大量的湿气，还会对肾造成伤害。因为脾胃属土，肾属水，土克水。最典型的例子就是小孩子吃糖吃多了容易蛀牙。

关于春天怎么吃，《千金要方》给出的第二个原则是要适当少吃一些酸味的食物。

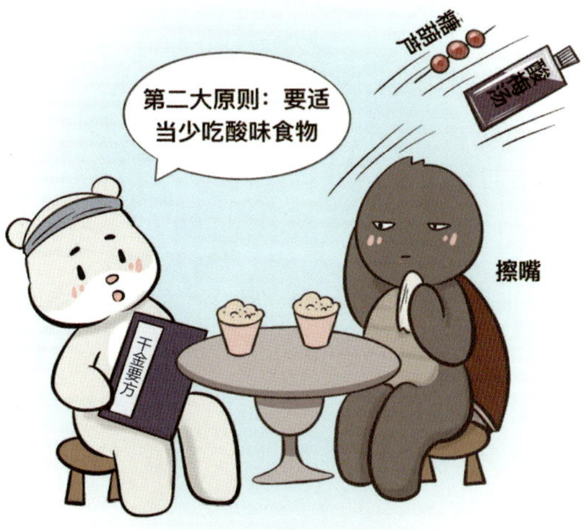

为什么这样说呢？因为肝属木，春天属木，酸味的食物也属木。中医最讲究的就是中庸中和之道，在肝木之气已经很旺盛的情况下再多吃属木的酸味食物岂不是旺上加旺？另外，酸味的食物主收敛，与春天养生发之气不符。

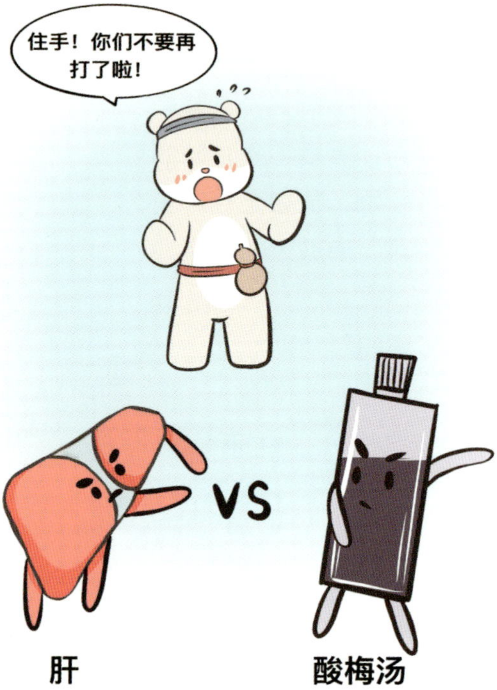

住手！你们不要再打了啦！
VS
肝
酸梅汤


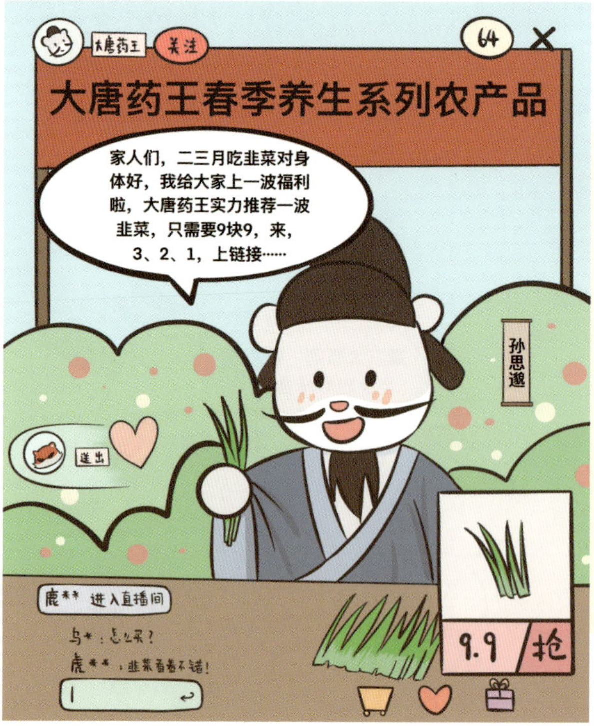

大唐药王
关注
64
大唐药王春季养生系列农产品
家人们，二三月吃韭菜对身体好，我给大家上一波福利啦，大唐药王实力推荐一波韭菜，只需要9块9，来，3、2、1，上链接……
孙思邈
送出
鹿** 进入直播间
乌*：怎么买？
虎**：韭菜香香不错！
9.9
抢


顺应春天欣欣向荣的生发之气，我们应该多吃一些有利于阳气生发的食物，除了野菜，还有哪些食物具有生发之性呢？比如孙思邈在《千金食治》里说：“二月、三月宜食韭，大益人心。”

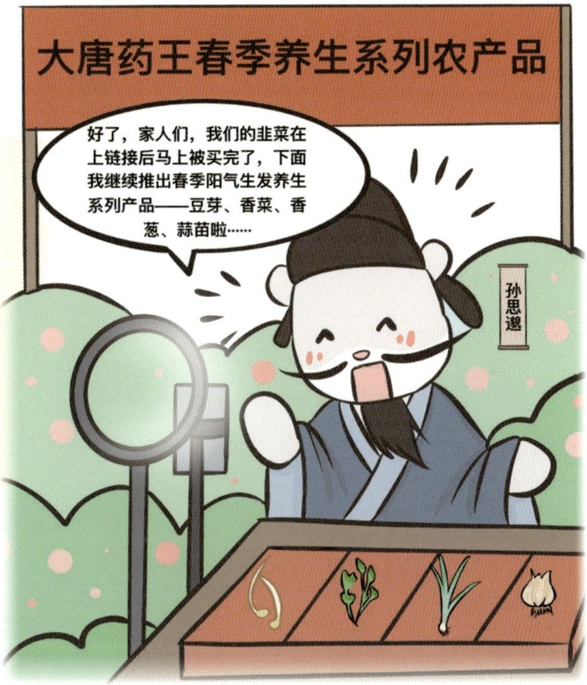
大唐药王春季养生系列农产品
好了，家人们，我们的韭菜在上链接后马上被买完了，下面我继续推出春季阳气生发养生系列产品——豆芽、香菜、香葱、蒜苗啦……
孙思邈

除了韭菜，还有豆芽、香菜、香葱、蒜苗等，吃这些食物对人体春季阳气生发很有好处哦！

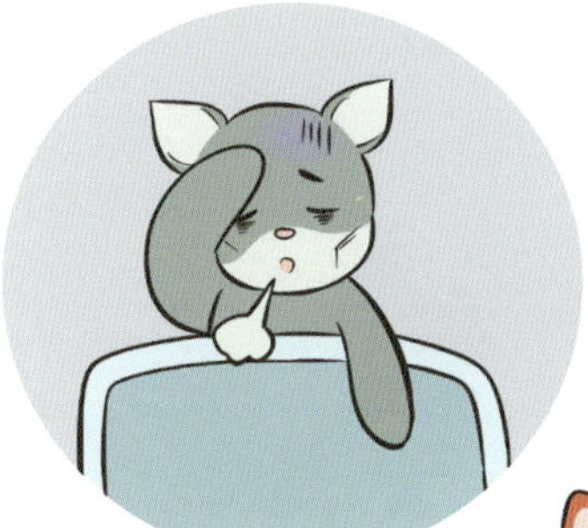

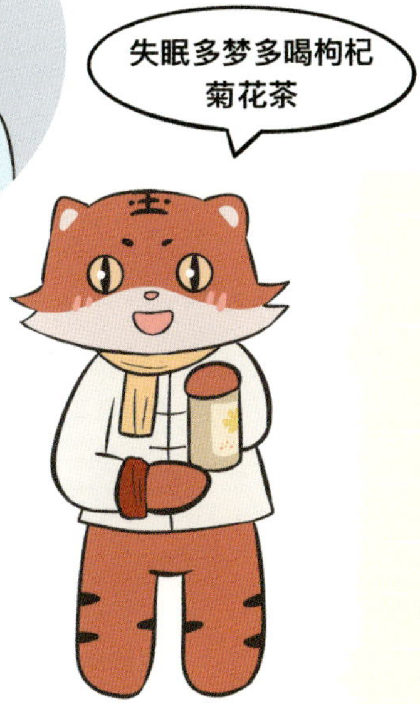
失眠多梦多喝枸杞菊花茶

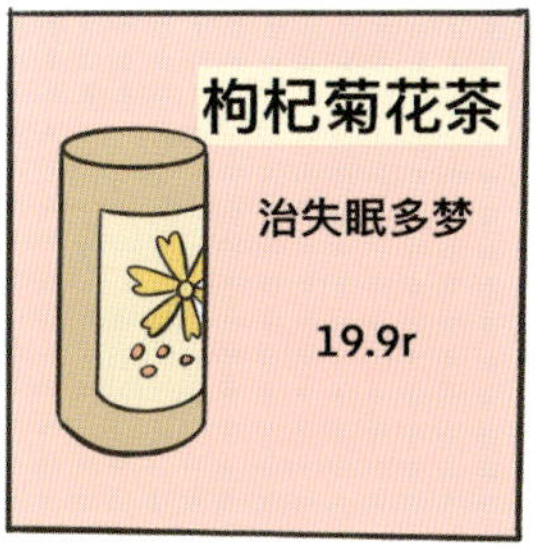
枸杞菊花茶
治失眠多梦
19.9r

春天是养肝的最佳季节，此时应该多吃一些养肝护肝的食物，比如眼睛不好的可以吃点猪肝汤。春天很多人会失眠多梦，这是肝阴不足导致的，可以喝点枸杞菊花茶。

春天很多人还会莫名其妙地抑郁，这是肝气不舒导致的，可以喝三花解忧茶，即月季花、玫瑰花、茉莉花放在一起泡茶喝，加点蜂蜜。另外，此茶对黄褐斑也有调理功效。

## 三花解忧茶

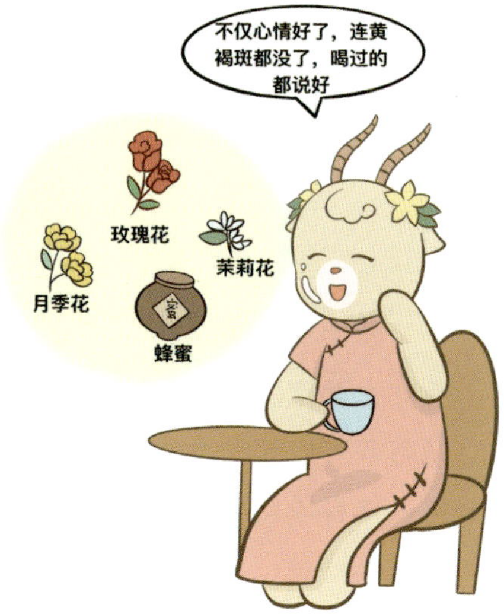
不仅心情好了，连黄褐斑都没了，喝过的都说好
玫瑰花
茉莉花
月季花
蜂蜜

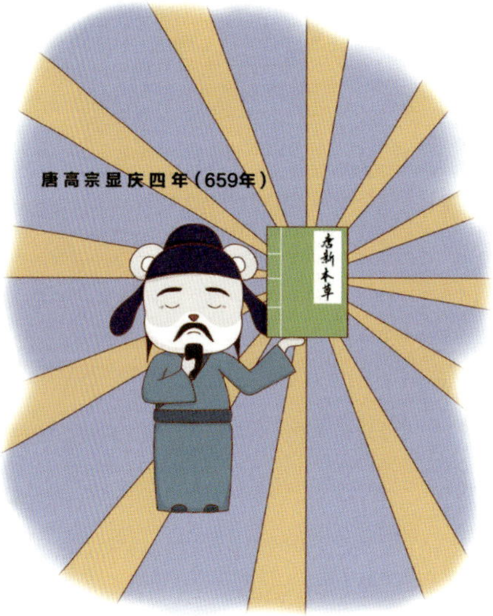
唐高宗显庆四年（659年）
唐新本草

唐朝建立后，孙思邈接受朝廷的邀请，与政府合作开展医学活动。唐高宗显庆四年（659年），完成了世界上第一部国家药典《唐新本草》，为中国中医药科学的发展作出了卓越的贡献。

孙思邈用行动说明了，作为一名优秀的医生，不光要有精湛的医疗技术，还要拥有良好的医德，这就是“大医精诚”的核心精神。孙思邈死后，人们将他隐居过的“五台山”改名为“药王山”，并在山上为他建庙塑像，树碑立传。每年农历二月初三，当地群众都要举行庙会，以纪念孙思邈为中国医学所作出的巨大贡献。

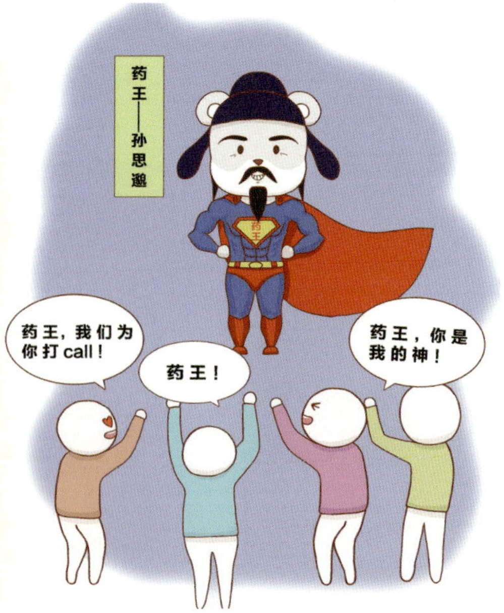
药王——孙思邈
药王
药王，我们为你打call！
药王！
药王，你是我的神！

知识卡片

# 伟大的『大医精诚』

《大医精诚》出自《千金要方》，为孙思邈所著。孙思邈是我国唐朝著名的医药大家。他自幼聪颖好学，精通诸子百家之说，后来立志学医，著有《千金要方》和《千金翼方》，这两部书被后世合称为《千金方》。孙思邈具有高尚的医德，一切以治病救人为先。他关心人民的疾病痛苦，处处为患者着想，对前来求医的人，不分高贵低贱、贫富老幼，亲近疏远，皆平等相待。他出外治病，不分昼夜，不避寒暑，不顾饥渴和疲劳，全力以赴。看病时，精神集中，认真负责，不草率从事，不考虑个人得失，不嫌脏臭污秽，专心救护。特别是他提倡医生治病时，不能借机索要财物，应该无欲无求。他这种高尚的医德，实为后世之楷模。千余年来，孙思邈一直受中国人民和医学工作者所称颂，被尊称为『药王』。

医者德为先，孙思邈将《大医精诚》列在《千金要方》的首卷，可见其对医德的重视。『精』要求学医者要有精湛的医术，『博极医源，精勤不倦』才能准确认识疾病，治疗疾病。『诚』要求学医者要有高尚的品德，要有『见彼苦恼，若己有之』的善心，要有『普救含灵之苦』的心愿。这篇文章是中医典籍中论述医德的经典之作，至今仍为学医者必读。

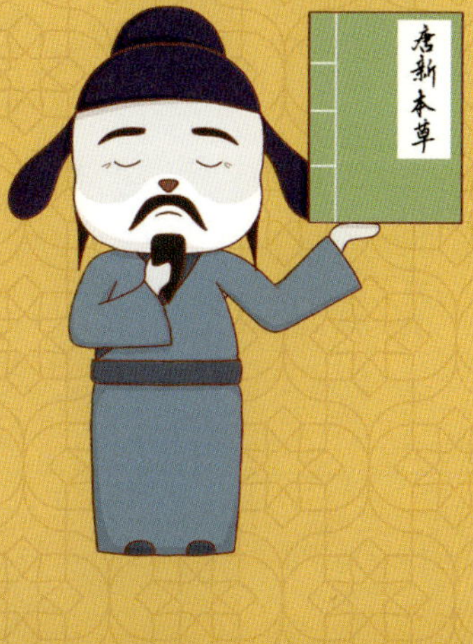

冷知识

# 『气人』也能治病

唐代有个商人名叫汪全，有一次出门做生意，路上遇到了孙思邈。孙思邈一眼就看出了不对，告诉他身体有恙，要先把病治好，不然百日之后定有大病。可是汪全压根不相信这话，觉得孙思邈是在骗他，想讹几个钱花而已。孙思邈也不辩解，只是提笔开了一张药方，嘱咐汪全百日之后，如果有病时，按照这个单子抓药，即可痊愈。汪全随口答应，将这个药方装进衣兜里，继续南下，没过几天就将这件事情忘得一干二净。

没想到，汪全启程后三个多月，突然觉得浑身软弱无力，一下子昏了过去。等再醒来的时候，已经躺在床上，浑身浮肿，连下地都成了问题。此时，惊慌失措的汪全才想起孙思邈的嘱咐，想起那张药方。为了看孙思邈是不是有真本事，汪全还请来了当地名医李惊昌，请他开了一张药方。

汪全拿起药方和孙思邈的药方一对比，顿时脸色一变，心中对孙思邈敬佩不已。这居然是两张一模一样的药方。汪全将事情来龙去脉对李惊昌一说，李惊昌也大为惊奇。李惊昌见孙思邈医术如此高超，正好自己遇到不顺心的时候，眼睛就会发肿，甚至有时连东西都看不清楚，自己也治不好，便有了求药切磋的想法。于是给汪全治好了病后，李惊昌备好礼物，决定一同前往北方寻找孙思邈。起初，孙思邈见汪全健康地回来，也是非常高兴。听到跟着一起前来的李惊昌恳求治疗自己眼疾的诉求后，突然孙思邈脸色大变，不光将礼物扔了出去，还让徒弟们把李惊昌轰了出去。

看到自己被如此羞辱，李惊昌气得说不出话来，眼睛越肿越大，眼前一黑，不由得倒在地上。就在这时，孙思邈从一旁突然出现，立刻抓住李惊昌的脚，从衣兜中拿出两根银针，狠狠地就扎了下去，没想到李惊昌的眼睛逐渐消肿了，且能慢慢地睁开，还不疼了。当时李惊昌彻底地惊呆了，瞪着眼睛看着孙思邈，半天说不出一句话。孙思邈笑了，拍着他的肩膀对他说：『老弟，委屈你了，刚刚我是在给你治病啊！』后来这个故事就成为了民间的美谈，所以说孙思邈被称为『药王』也真是当之无愧的。

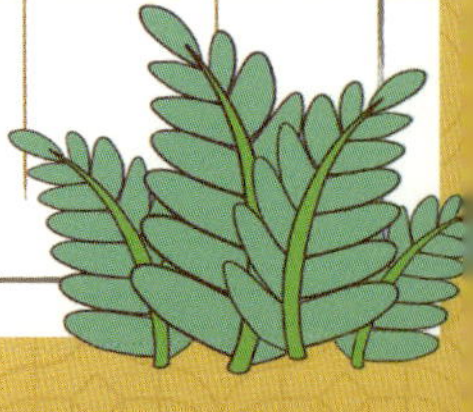

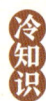

# 【第七回】

## 『六味地黄丸』的创始人竟然是『儿科圣手』

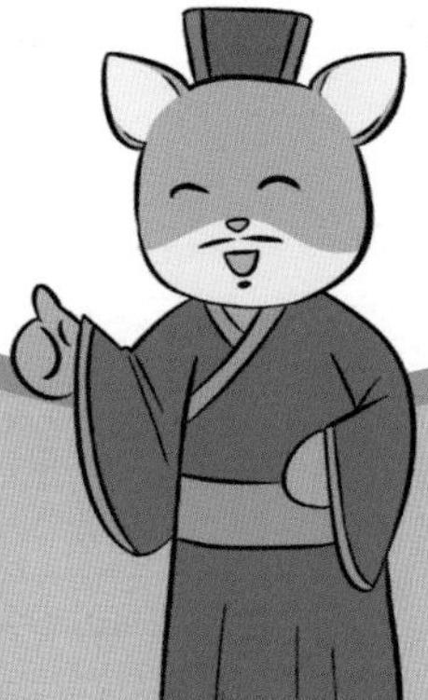

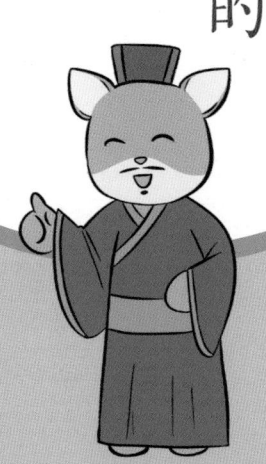

上回说到孙思邈，他不仅精于内科，而且擅长妇科、儿科、外科、五官科。在中医学上他首次主张治疗妇女儿童疾病要单独设科，并在著作中首先论述妇、儿医学，声明是“崇本之义”。他非常重视妇幼保健，著《千金要方·妇人方》与《千金要方·少小婴孺方》。在他的影响之下，后代医学工作者普遍重视研究妇、儿科疾病的治疗技术。

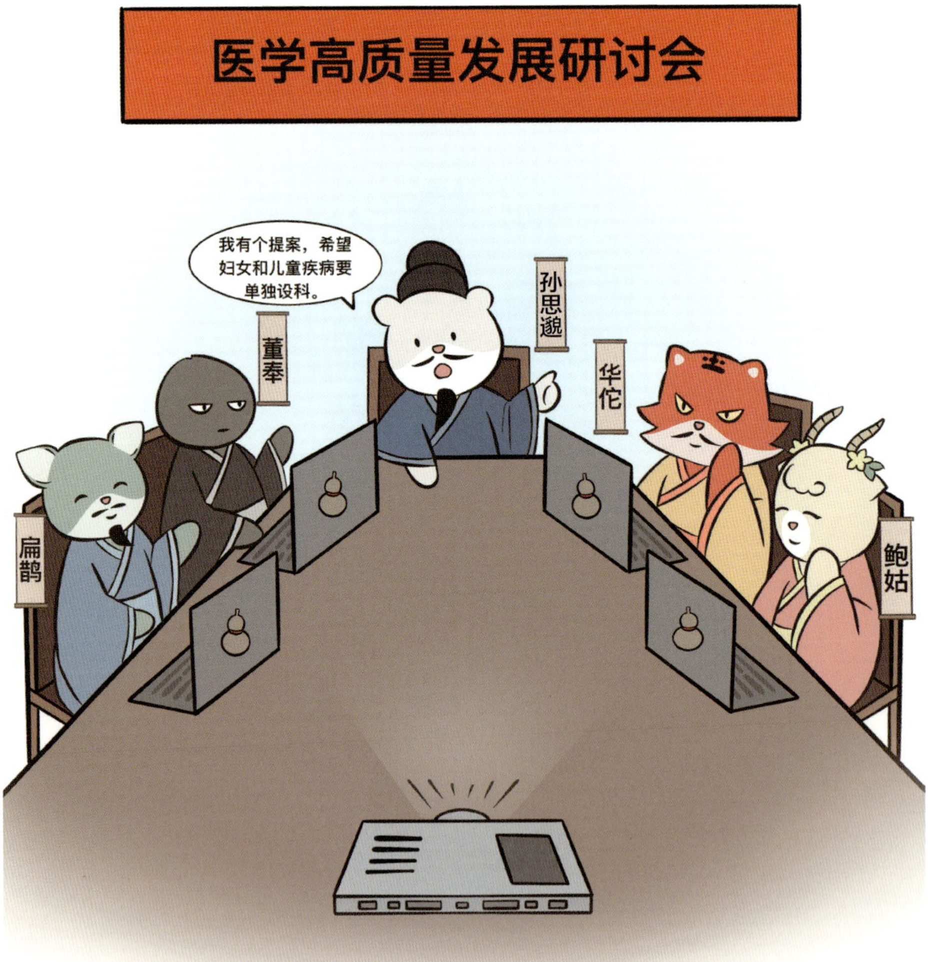

# 儿科圣手

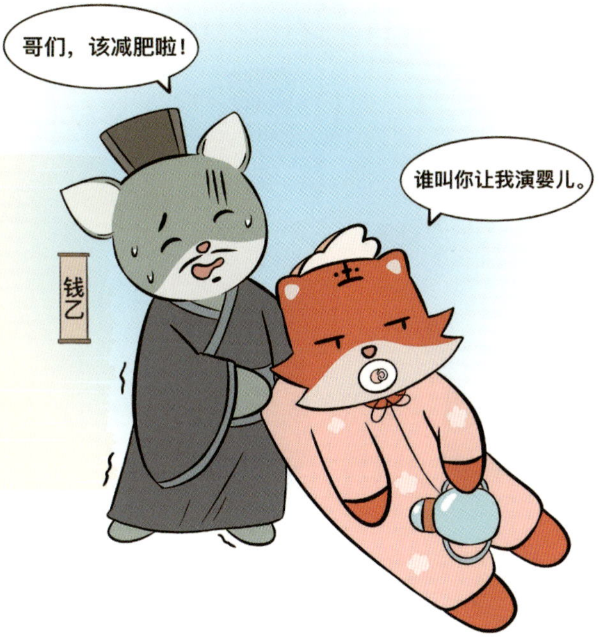
哥们，该减肥啦！
谁叫你让我演婴儿。
钱乙

到了宋朝，有一个人把儿科学真正发扬光大，被誉为“儿科之圣”“幼科之鼻祖”，他就是钱乙。

## 中国现存的第一部儿科专著

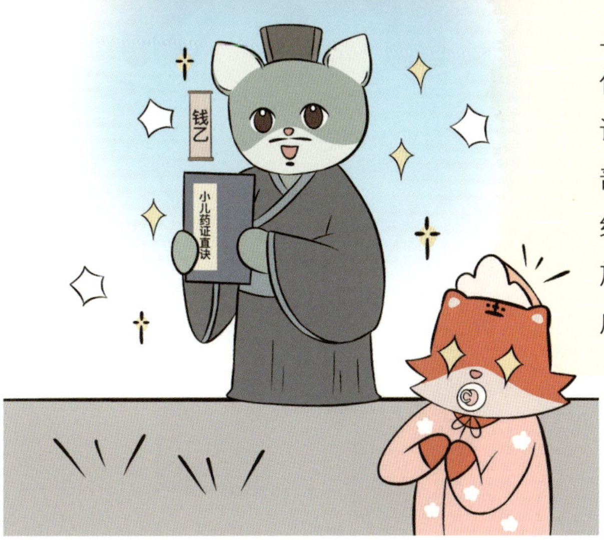
钱乙
小儿药证直诀

钱乙是中国医学史上第一个著名儿科专家，他撰写的《小儿药证直诀》，是中国现存的第一部儿科专著。它第一次系统地总结了对小儿的辨证施治法，使儿科自此发展成为独立的一门学科。

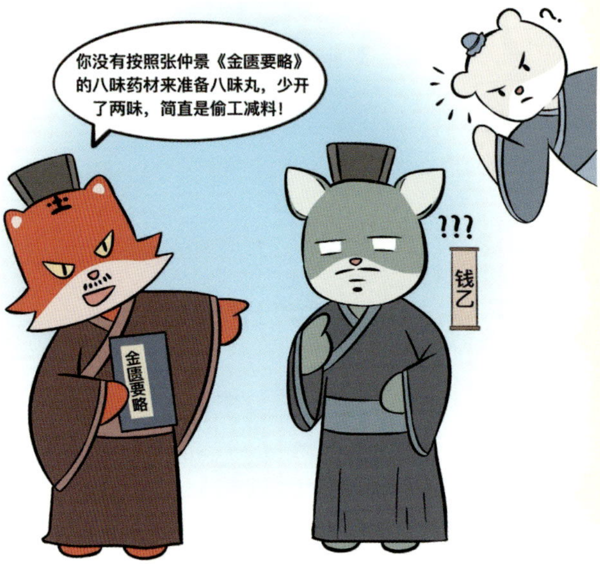
你没有按照张仲景《金匮要略》的八味药材来准备八味丸，少开了两味，简直是偷工减料！
???
钱乙
金匮要略

有一次，一位太医为了刁难钱乙，带着钱乙所开出的药方来讨教，说他没有按照张仲景《金匮要略》中记载的熟地黄、山药、山茱萸、茯苓、泽泻、牡丹皮、附子、肉桂等八味药材来准备八味丸，而是少开了两味药，简直是偷工减料。

钱乙听完之后笑了笑，告诉那位太医，张仲景的方子是给大人用的，他自己这帖方子是给小孩用的，小孩阳气足，因此减去肉桂、附子这两味益火的药，制成六味地黄丸，可以避免孩子因吃多暴热而流鼻血。那位太医听了，不由得心生敬佩，而钱乙的弟子也赶紧把老师的话记下来，后来又编入《小儿药证直诀》一书，这也是钱乙和“六味地黄丸”的故事。

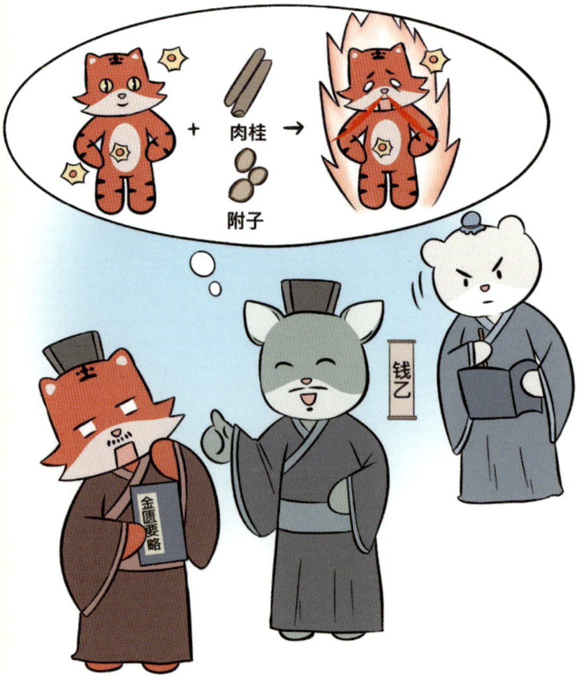
肉桂
附子
钱乙
金匮要略

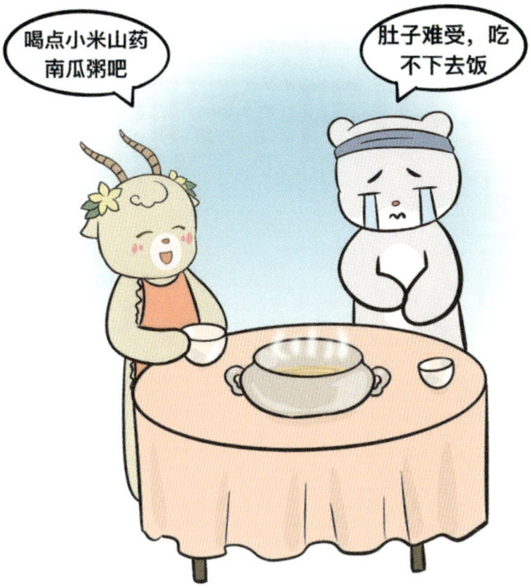
喝点小米山药南瓜粥吧
肚子难受，吃不下去饭

钱乙的“保养养生”法，也被后代证实是科学有效的养生方法。他曾说过：“欲得小儿安，常要三分饥与寒。”就是说，小儿脏腑娇嫩，消化吸收功能还不健全，保持七分饱，脏腑就不容易受损，孩子不愿意吃饭，不必追着喂饭，孩子饿了，自然有吃的意愿。

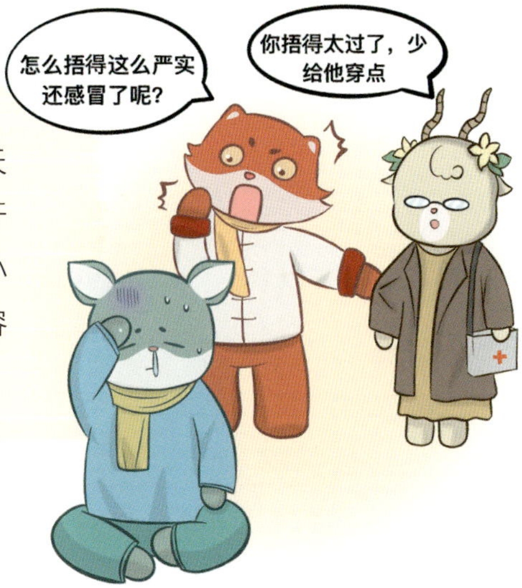
怎么捂得这么严实还感冒了呢?
你捂得太过了，少给他穿点

钱乙还主张小儿元阳充足，天性好动，如果衣服过暖，容易出汗受凉，导致伤风感冒，因此，让小儿处于“七分暖”的环境中，不容易患咳嗽、哮喘等病。

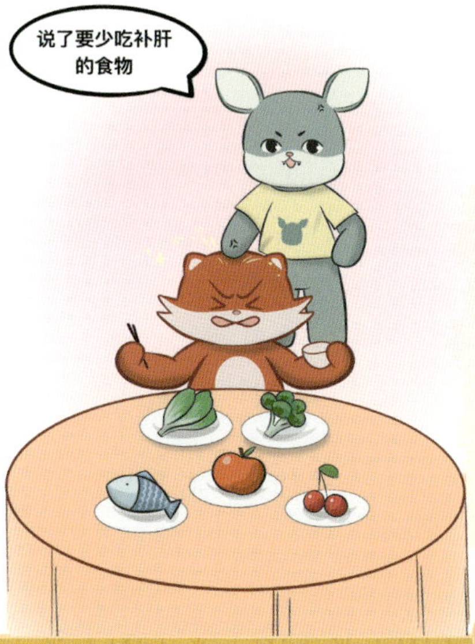
说了要少吃补肝的食物

春天，对于孩子的成长发育十分重要。让孩子在春季养生的时候，要注意不要做以下七件事。第一件事情：不要动不动就多吃补肝的食物。

# 知肝传脾

春天是肝气最旺盛的时候，此时再吃补肝的食物等于旺上加旺，就会出现肝木克脾土的现象。这时候反而应该适当吃一点甘味的食物，抑制过度生发的肝气。这叫知肝传脾，即知道肝不好的时候，赶紧先把脾胃护住了。

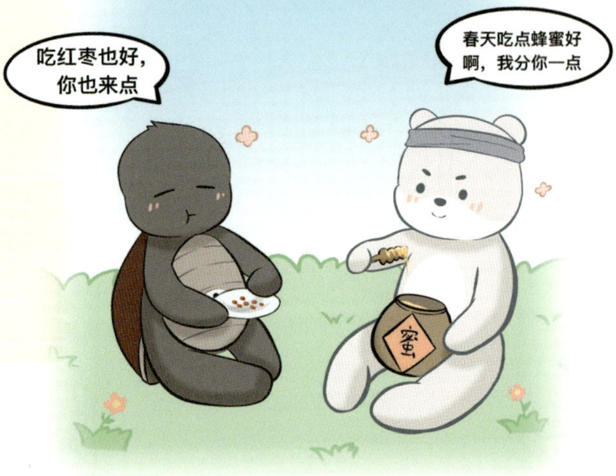
春天吃点蜂蜜好啊，我分你一点
吃红枣也好，你也来点
蜜

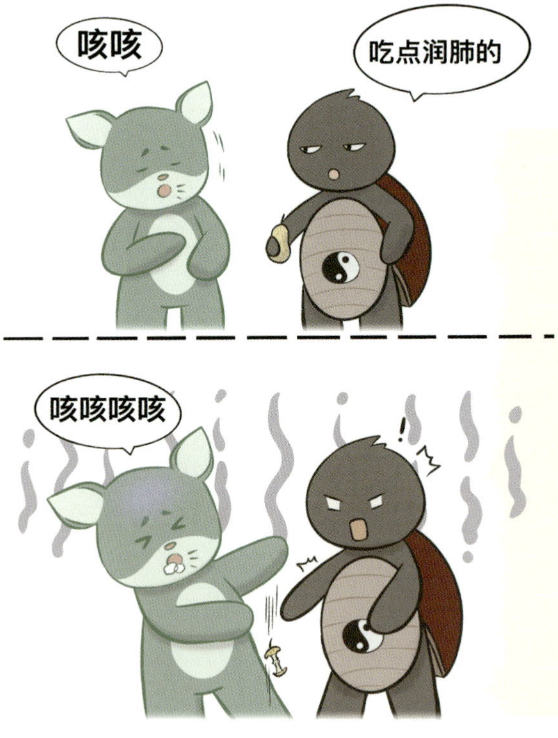
咳咳
吃点润肺的
咳咳咳咳

那春天怎么养肝呢？春天养肝的重点在于疏肝，让肝气舒展、条达起来，在此基础上再适当吃点补肝的食物是可以的。如果你肝气不舒，吃补肝的食物越多，你的肝气越不舒。这就好比你咳嗽有很多痰的时候越吃润肺的食物痰越多一样。

第二件事情：
不要穿过紧的衣服，
不要穿得太单薄。

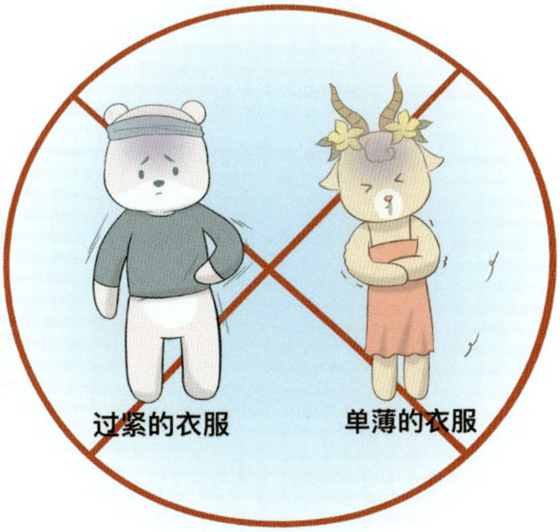


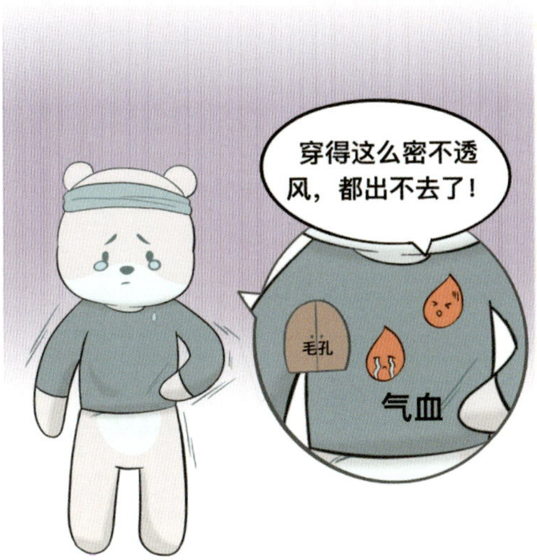


为什么不能穿过紧的衣服？因为春天要生发啊，春天人体的气血要从五脏六腑往外走了，走到体表。如果你把自己捂得紧紧的，穿得密不透风，把毛孔堵得死死的，整个人一副被束缚的状态，气血怎么生发得起来？

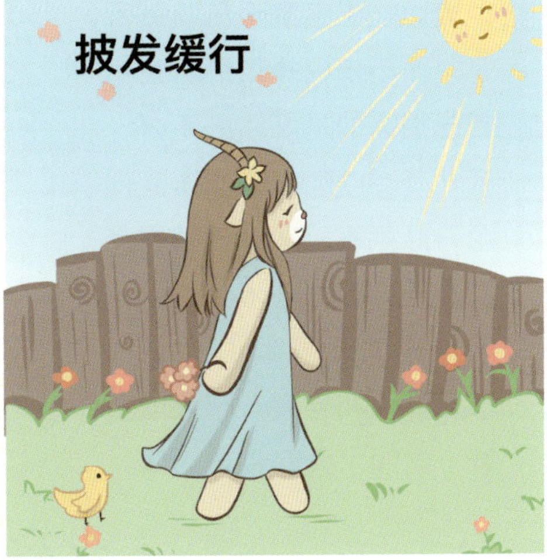


春天要穿宽松一点的衣裤，如云的秀发也要轻轻地垂下来，在庭院里沐浴着柔和的晨光缓慢地踱着步子，《黄帝内经》把这叫作“披发缓行”，这是一种放松、美好的状态。

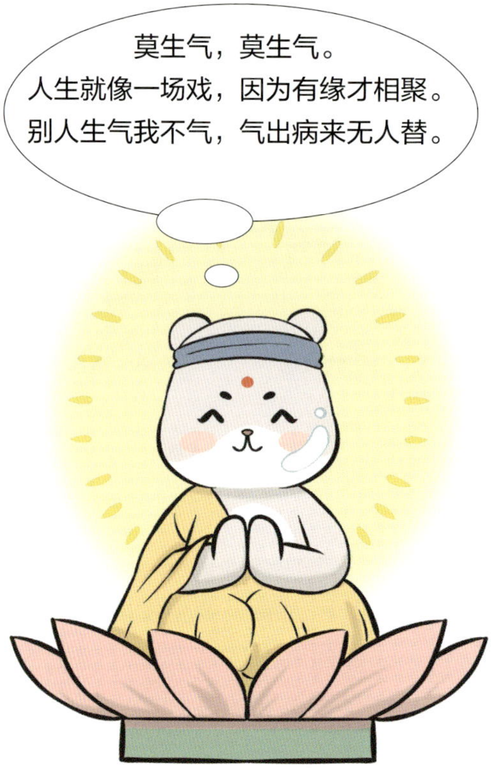
莫生气，莫生气。
人生就像一场戏，因为有缘才相聚。
别人生气我不气，气出病来无人替。

第三件事：莫生气。一年四季都不要生气，春天更不要生气，因为春天重点在养肝，生气是最伤肝的。

生一次气就等于身体发生了一次连环撞车事故，等于五脏六腑发生了一次大地震，一生气整个气机就乱了，而不仅仅是伤肝。生气首先损害的是肝，肝不好，肾也不会好，因为肝肾同源；肝气不舒又会使脾胃受到牵连，因为肝木克脾土；肝火旺又会导致心火旺，然后肝火和心火一起来欺负肺，这叫木火刑金。

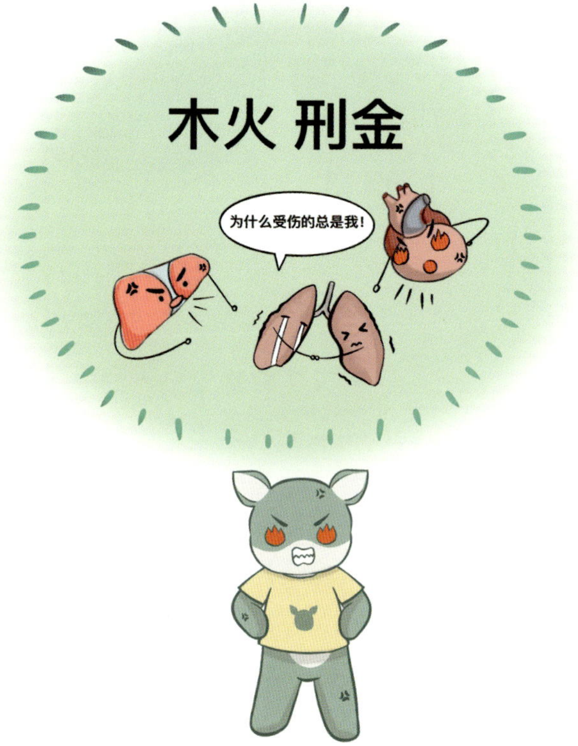
木火 刑金
为什么受伤的总是我！

不要生自己的气，也不要生别人的气。春天要多多奖赏别人、鼓励别人、赞美别人。当然，莫生气的意思不是让大家把气憋在心里，而是自己学会调整，将气转化出去。

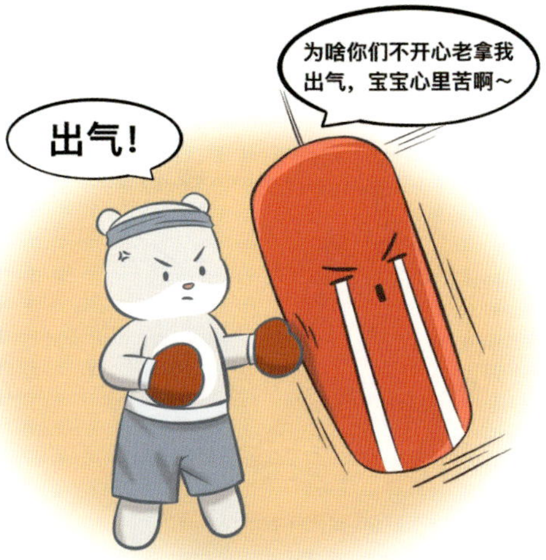
出气！
为啥你们不开心老拿我出气，宝宝心里苦啊～

## 不要把气憋在心里

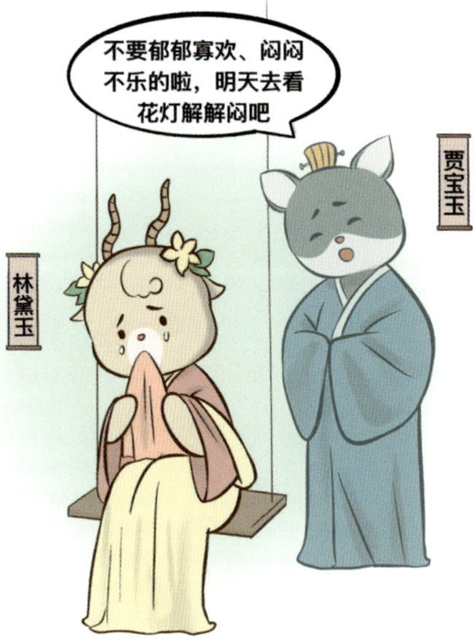
不要郁郁寡欢、闷闷不乐的啦，明天去看花灯解解闷吧
林黛玉
贾宝玉

第四件事：不要郁郁寡欢、闷闷不乐。

春天是万物欣欣向荣的季节，要顺应春天这种生发之性，凡事想开一点。每一天都是崭新的一天，每一个日出都是那么美好，请多给自己的思想留一点空白。

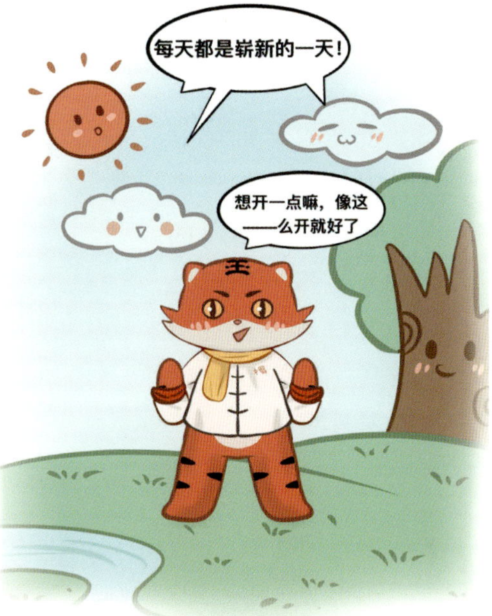
每天都是崭新的一天！
想开一点嘛，像这——么开就好了

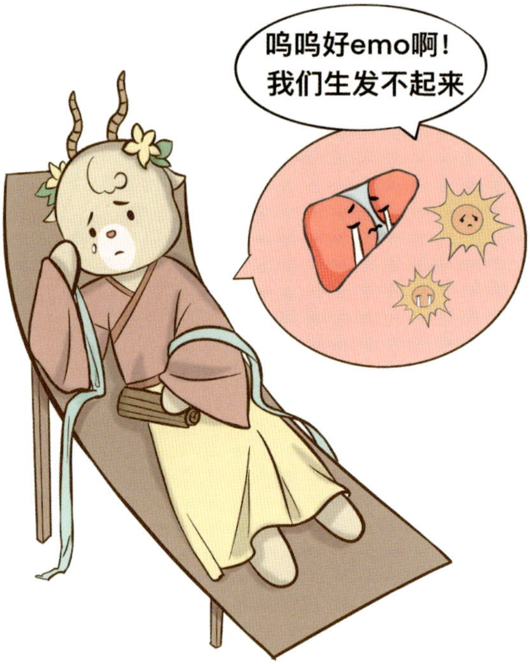


开心点，不要抑郁，肝最怕抑郁，你一抑郁肝气就生发不起来，肝气生发不起来阳气也就生发不起来，人就没精神。

春天是抑郁症大爆发的季节，小孩更是如此，很多抑郁症的人看见万紫千红的景象反而徒增自己的忧郁，觉得一切都是那么美好唯独自己形单影只，孤芳自赏，啥事都不顺。

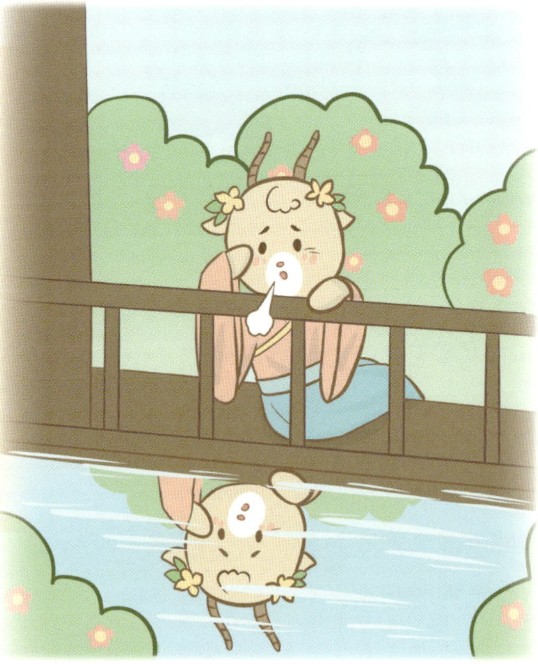

第五件事：不要杀生。

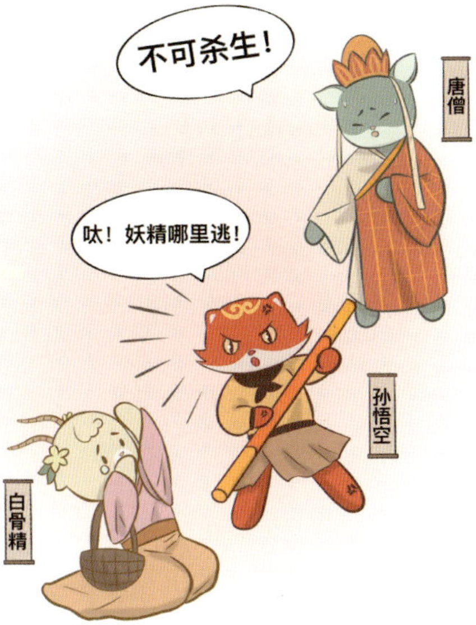

呔！妖精哪里逃！
不可杀生！
唐僧
孙悟空
白骨精


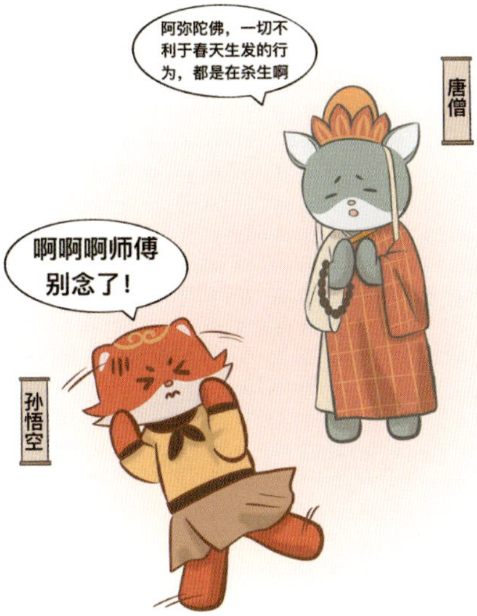

阿弥陀佛，一切不利于春天生发的行为，都是在杀生啊
唐僧
啊啊啊师傅别念了！
孙悟空


这里的杀生不是大家平常理解的杀害生命，而是泛指一切不利于春天生发的行为。

既然春天要生发，我们就要顺应这种生发，不要阻碍这种生发。比如小草要发芽，你就不要把它掩埋；树要长叶子，就不要把它摘掉；看见一朵美丽的花，不要去当“采花大盗”。

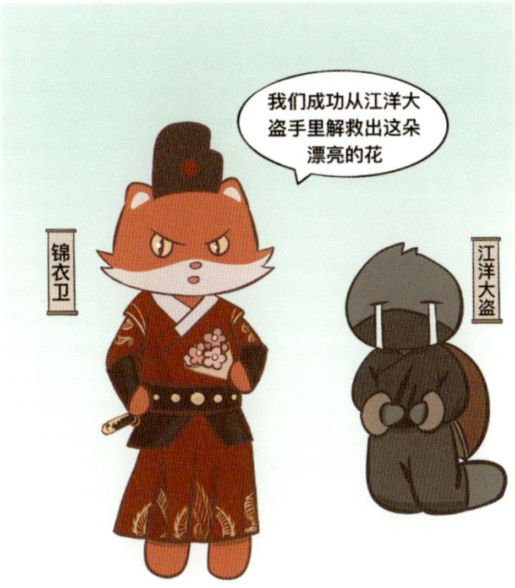

我们成功从江洋大盗手里解救出这朵漂亮的花
锦衣卫
江洋大盗

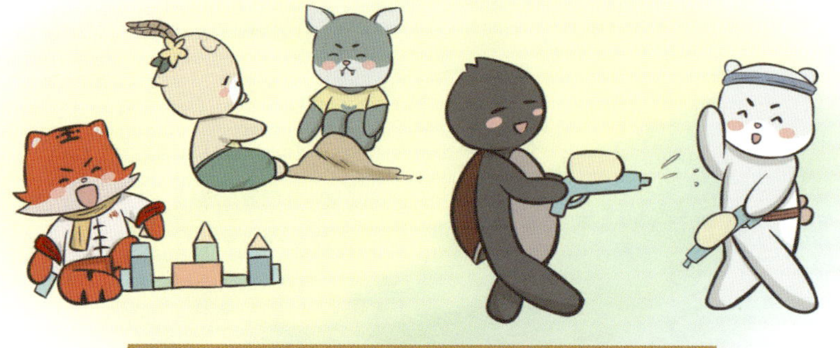

给孩子一个快乐的童年胜过一切

再比如小孩子正处于长身体的时候，对应的季节正是春天，那么就不要扼杀孩子的生机，不要给他过多的压力，顺其自然，让孩子自由成长，家长只要稍微引导即可，给孩子一个欢乐的童年胜过一切。

熬夜不仅会损耗阳气，还会伤肝。因为我们的黄金睡眠时间只有四个小时，就是晚上十一点到凌晨三点，而很多人熬夜恰恰就把这四个小时的黄金睡眠时间熬过去了。

第六件事：不要熬夜。

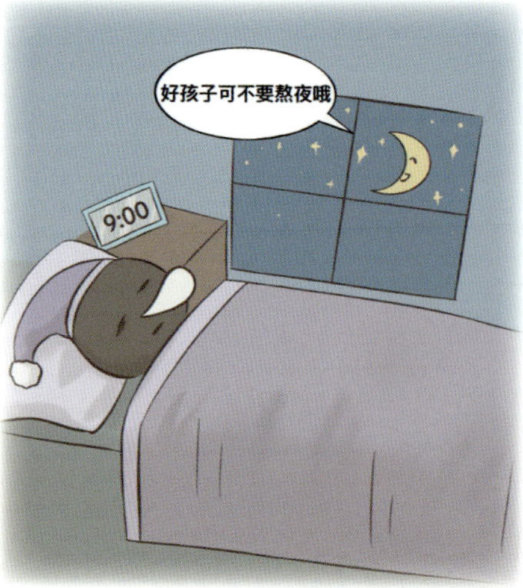
好孩子可不要熬夜哦
9:00

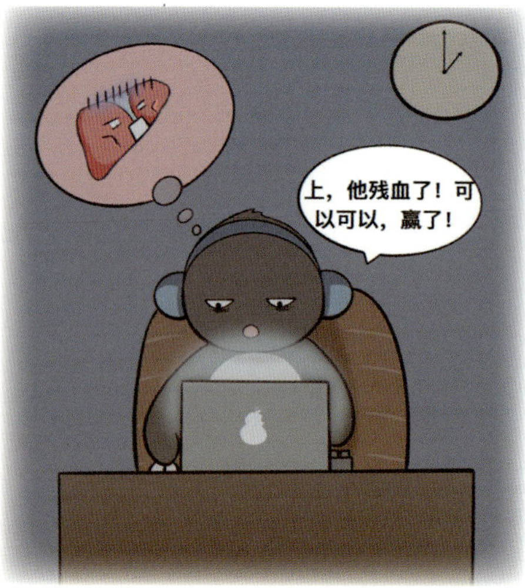
上，他残血了！可以可以，赢了！

## 睡眠是第一大补

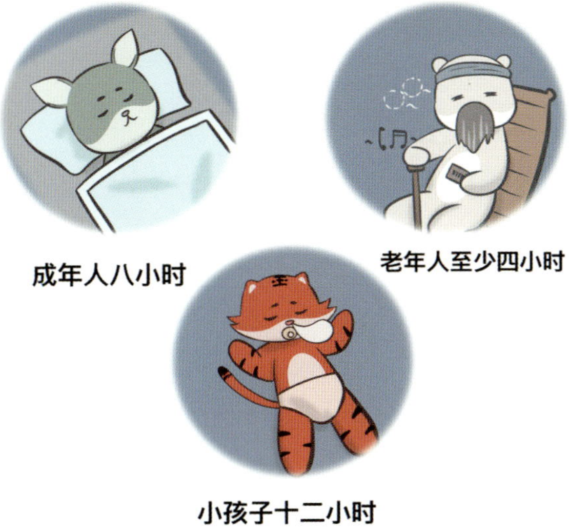


熬夜的人皱纹特别多，也容易早衰。很多人喜欢吃各种补品，其实还不如好好睡一觉来得实在，睡眠是第一大补。成年人每天需要8个小时的睡眠时间，小孩子需要12个小时，老年人至少要把4个小时的黄金睡眠时间睡足了，这4个小时睡好了，即使半夜醒来也没有多大关系。

第七件事：莫辜负大好春光，莫当宅男宅女。

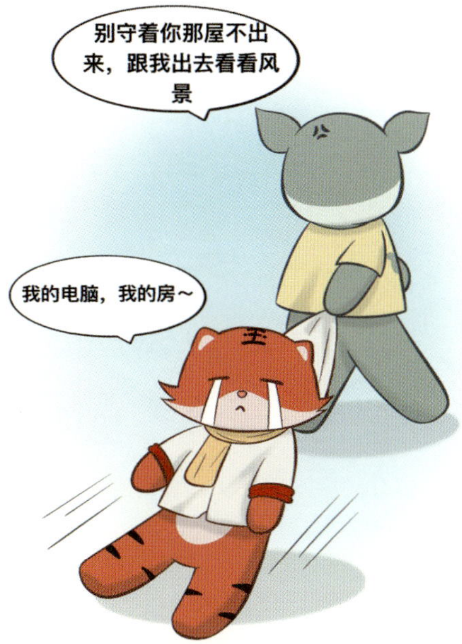
别守着你那屋不出来，跟我出去看看风景
我的电脑，我的房~

莫辜负大好春光

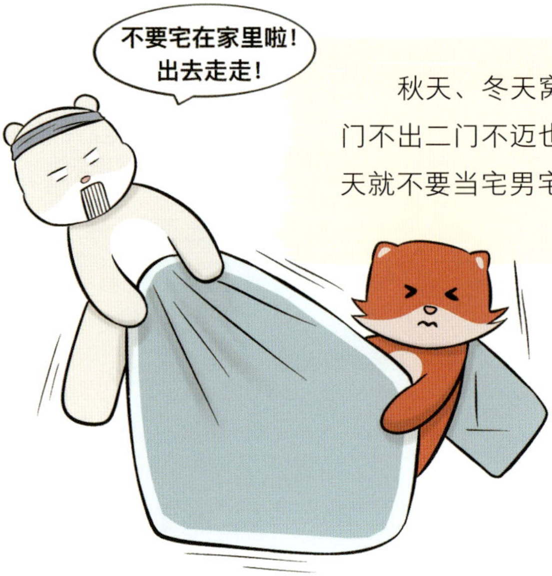
不要宅在家里啦！出去走走！

秋天、冬天窝在屋子里大门不出二门不迈也就罢了，春天就不要当宅男宅女啦。

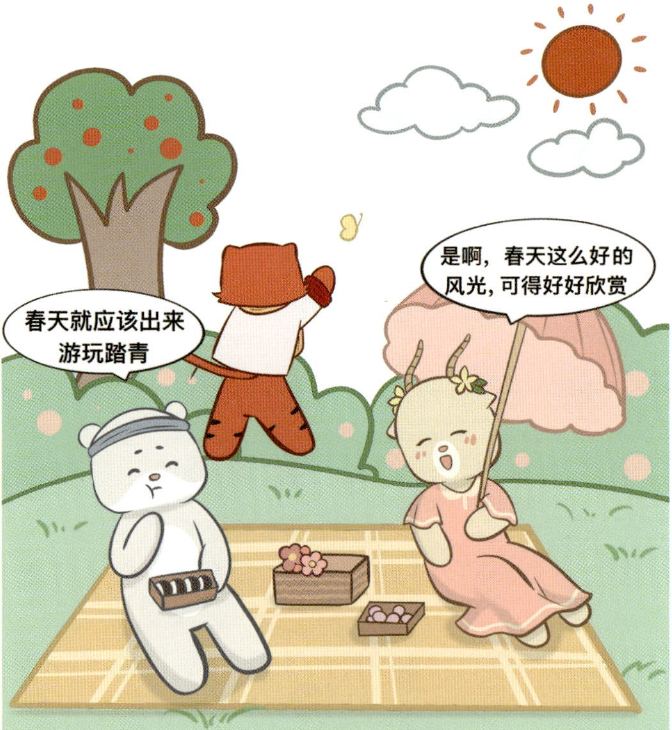
春天就应该出来游玩踏青
是啊，春天这么好的风光，可得好好欣赏

对于孩子而言，春天最应该做的一件事就是远足、户外踏青。

知识卡片

## 『六味地黄丸』中的『君臣佐使』

六味地黄丸由熟地黄、山药、山茱萸、牡丹皮、泽泻、茯苓六味药组成。自钱乙创制以来一直被广泛使用。该药疗效显著，与其『君、臣、佐、使』严谨的组方结构密不可分。在本方中，熟地黄起着最重要的治疗作用，被称为君药；山茱萸、山药协助增强熟地黄的功效，被称为臣药；泽泻、牡丹皮、茯苓或制约着熟地黄、山茱萸的偏性，或配合着君药、臣药加强治疗作用，被称为佐药；使药一般有调和诸药的功能，六味地黄丸药味精简，没有用到使药，但这并不影响六味地黄丸成为中医里的经典药方。

冷知识

## 管用的小儿望指纹

小儿望指纹，这一儿科诊断的独特手法，为历代医家所重视，尤其在对幼儿疾病的初步判断中发挥着不可或缺的作用。幼儿由于脉部短小，加之在诊病过程中常常哭闹不止，使得传统的切脉诊断方法往往难以准确捕捉其脉象的真实状况。因此，望指纹成了一种既实用又有效的替代方法。

小儿指纹，实际上是浅表静脉在虎口至食指上中下三节处的显露。这三节各有其名，近虎口处第一节称为『风关』，第二节为『气关』，第三节则被称为『命关』。通过观察指纹在不同关节的显露情况，医生可以初步判断病情的轻重缓急。例如，指纹仅见于下节风关者，通常表示病情较轻；若指纹延伸至中节气关，则病情已属较重；而当指纹显现于上节命关时，病情已相当危急；若指纹直透过三关，更是预示着病情已至最危重的阶段。

总之，望指纹作为儿科诊断的一种特殊方法，既体现了中医诊断的博大精深，也展现了其在实际应用中的独特价值。通过对指纹的仔细观察和深入分析，医生能够更为准确地判断幼儿疾病的性质、部位和轻重程度，从而为临床治疗提供有力的依据。

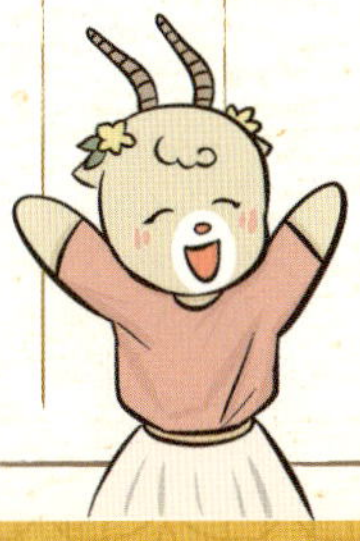

# 【第八回】

## 笑傲江湖的『兵器谱』《本草纲目》

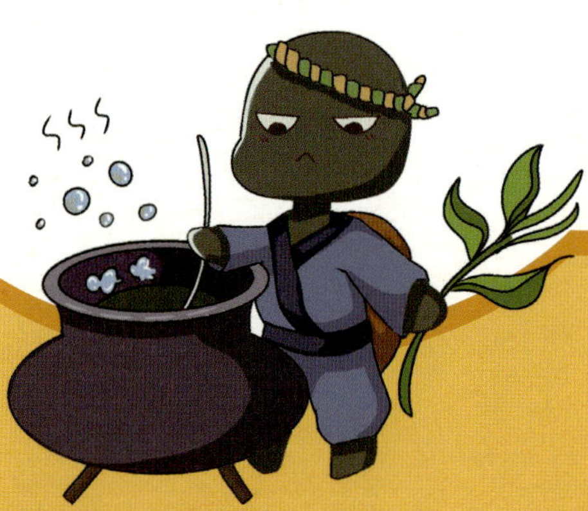

如果说，宋朝因为钱乙的努力把儿科学带向了一个新的高度，那么到了明朝，中药学的发展则是达到了“巅峰”时期。

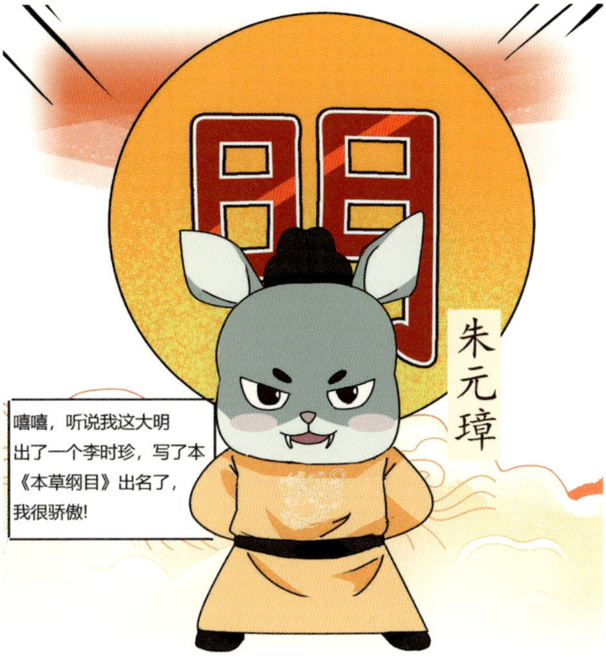
明
朱元璋
嘻嘻，听说我这大明出了一个李时珍，写了本《本草纲目》出名了，我很骄傲！

## 药圣——李时珍

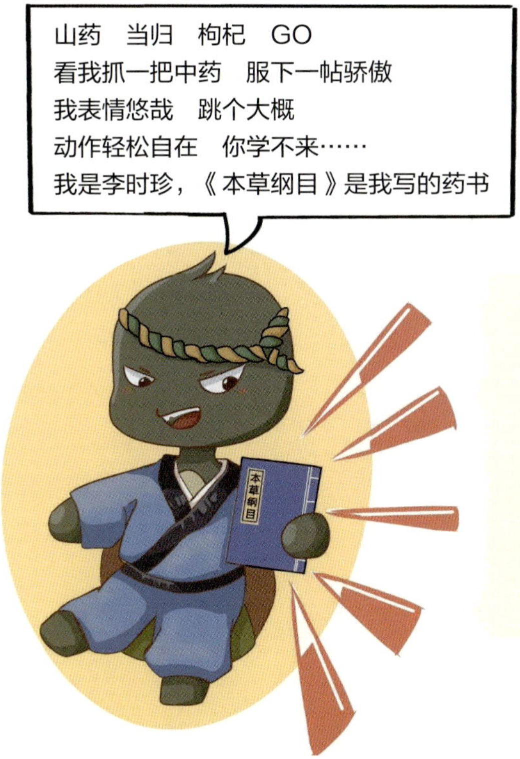
山药　当归　枸杞　GO
看我抓一把中药　服下一帖骄傲
我表情悠哉　跳个大概
动作轻松自在　你学不来……
我是李时珍，《本草纲目》是我写的药书
本草纲目

因为无人不知的“药圣”李时珍和无人不识的著作《本草纲目》就是在明朝时期诞生的！

为了写好《本草纲目》，李时珍亲自游遍四海上山采药，广泛调查，搞清了许多药用植物的生长形态，对某些动物进行解剖，追踪观察这些动物部位的特殊药效，还对药用矿物进行比较和炼制。

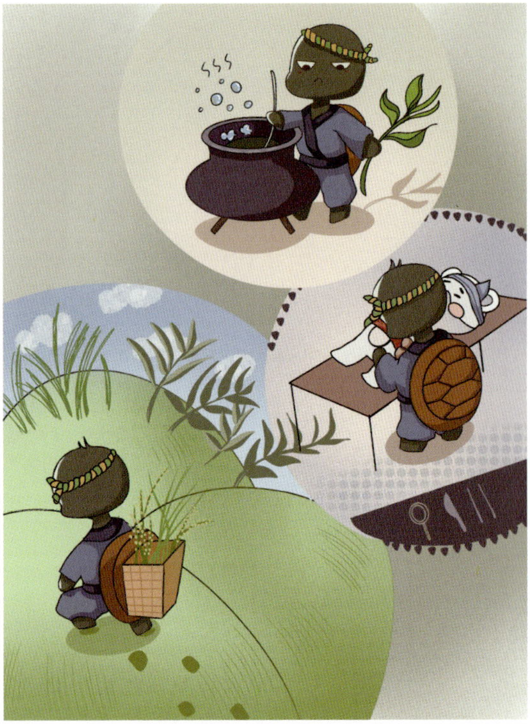

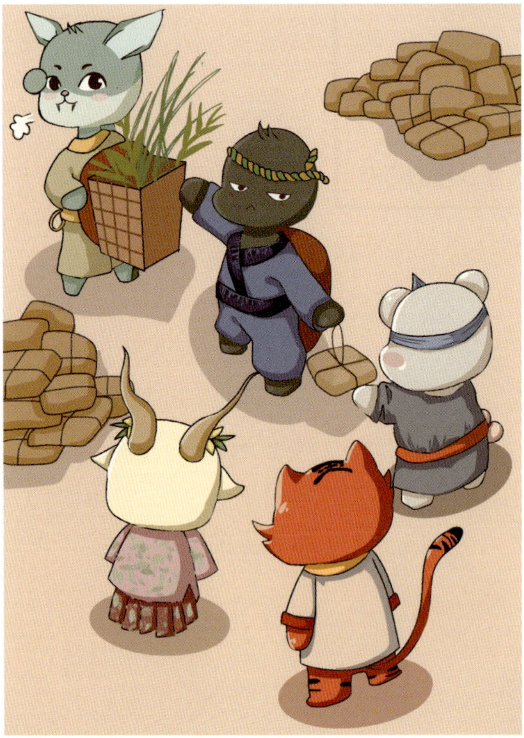

最终，他用了27年的时间，终于完成了《本草纲目》，收录药物1892种，附方10000多个，对中国和世界药物学的发展做出了不可磨灭的贡献。

中药学发展到现在，很多中草药的疗效不但经受住了长期医疗实践的检验，也被现代医学研究所证实。

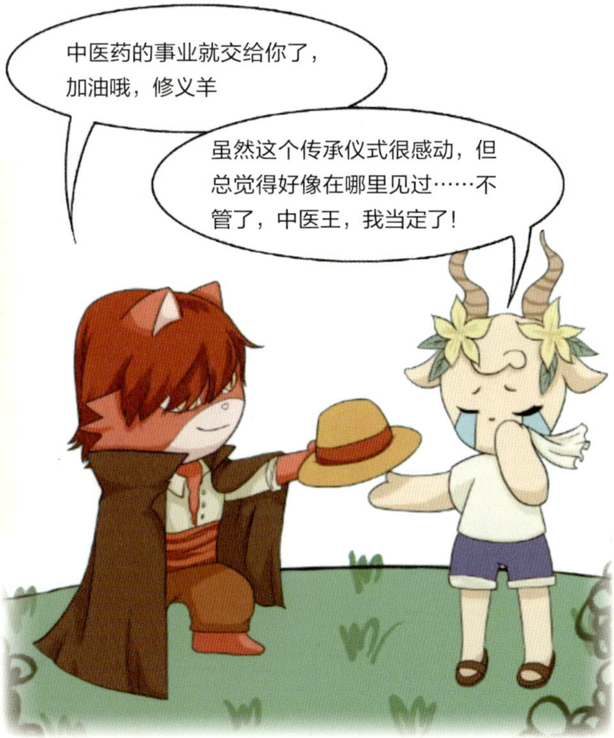
中医药的事业就交给你了，加油哦，修义羊
虽然这个传承仪式很感动，但总觉得好像在哪里见过……不管了，中医王，我当定了！

例如，寒潮来袭，很多人开始手脚冰凉。一谈到手脚冰凉，很多人的第一反应就是阳虚。手脚冰凉远远不止阳虚这么简单，单纯阳虚引起的手脚冰凉很少。单纯阳虚引发的手脚冰凉通常发生在以下几种情况：先天身子非常弱的人；与病魔抗争的人，身体各方面都衰老的老人。

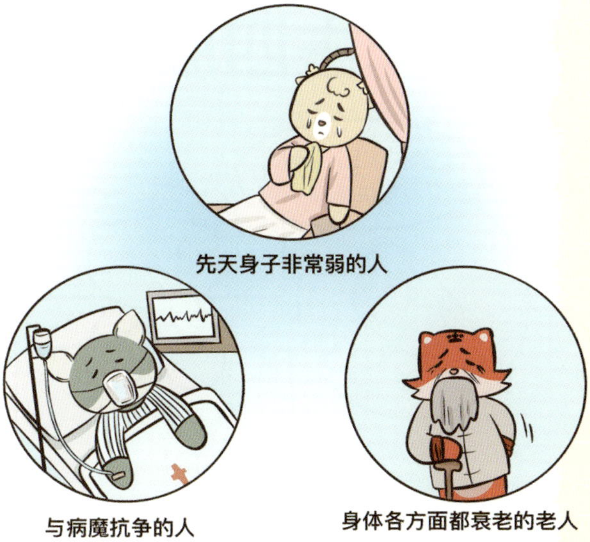


## 单纯阳虚引发的手脚冰凉

阳虚厉害的人有以下明显的特点：不仅仅是手脚冰凉，而是全身都凉，腰、膝盖、腹部都怕冷，几乎不出汗，极少上火，人家穿一件夹克他就要穿上棉袄了；不仅仅是秋冬怕冷，而是一年四季都怕冷；脚在被窝里放了一个晚上都暖和不起来，走了很远的路脚底板还是凉的。

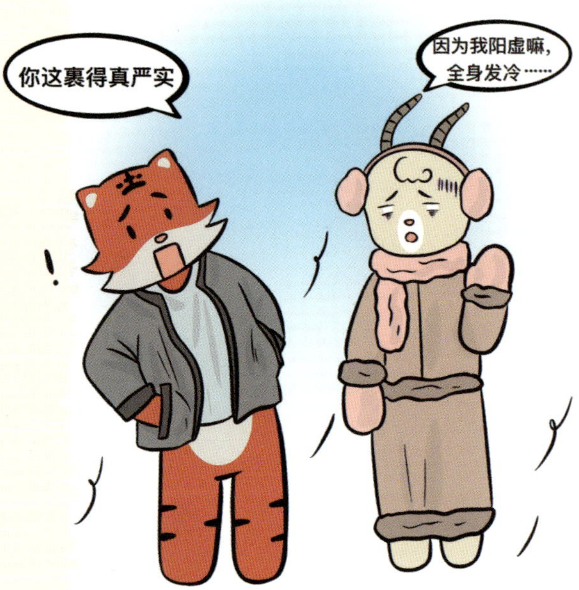


# 脾主四肢

除了单纯的阳虚，引发手脚冰凉还有一个非常重要的原因：肝气不舒导致的气机不通，阳气不能通达于四肢末梢。肝气不舒导致的手脚冰凉有以下特点：除了手脚外，其他部位并不怕冷；动一动或躺进温暖的被窝，手脚很快就暖和起来；活动完或出了被窝很快又会发冷。

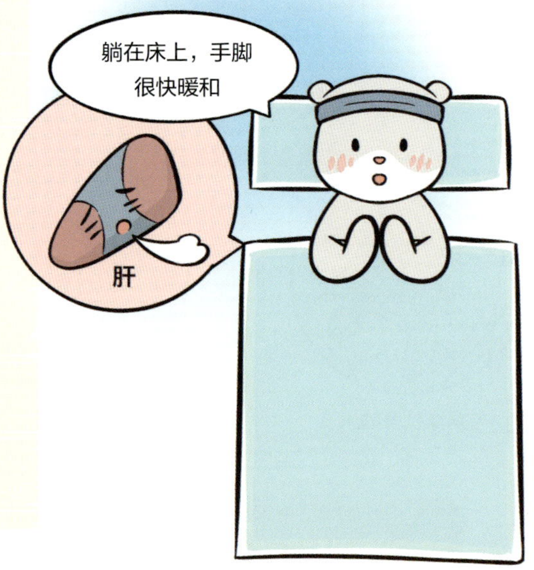

# 四逆散方

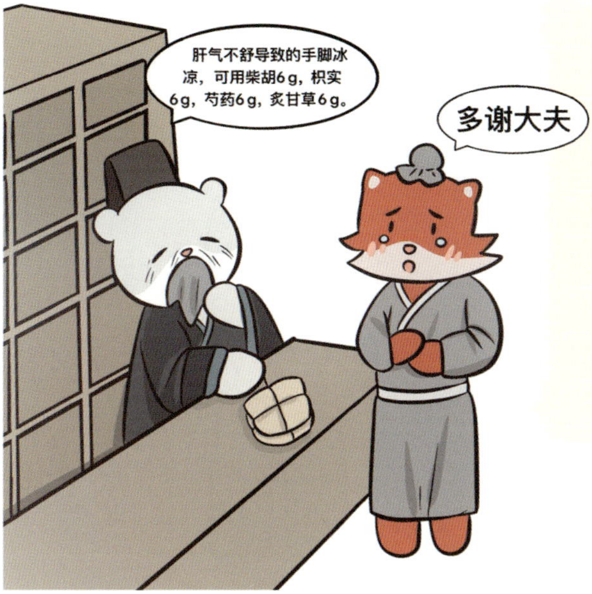


这时候张仲景有一个方子，专门治疗肝气不舒导致的手脚冰凉，它就是大名鼎鼎的四逆散方：柴胡6g，枳实6g，芍药6g，炙甘草6g。方子非常简单，只有简单的四味药。

我们结合《本草纲目》来分析一下方中药物。柴胡，专门调理少阳病以及三焦系统的病，很多疑难杂症的方子都有它的影子。柴胡有两个作用：第一个作用是升提的作用，即把我们的阳气尤其是肝的阳气升起来；第二个作用就是疏散，把身体郁结的气机疏散开来。

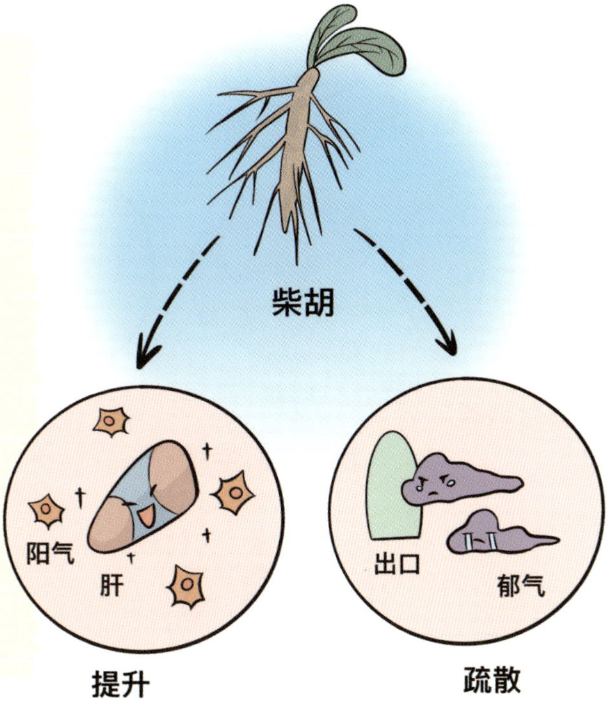

枳实，这个药有一股浓郁的香味，它的最大作用就是通，可以通七窍，能够把身体里的污浊之物统统赶到外面去。很多治便秘的方子里都有这味药，比如麻仁丸、枳实导滞丸等。

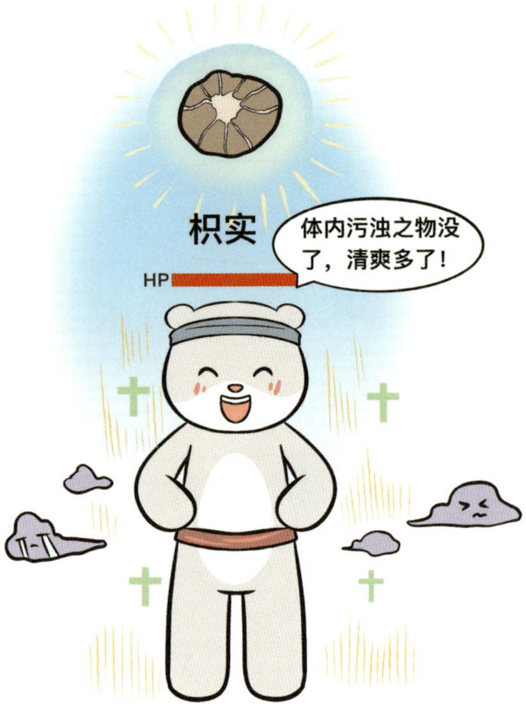
枳实
体内污浊之物没了，清爽多了！
HP

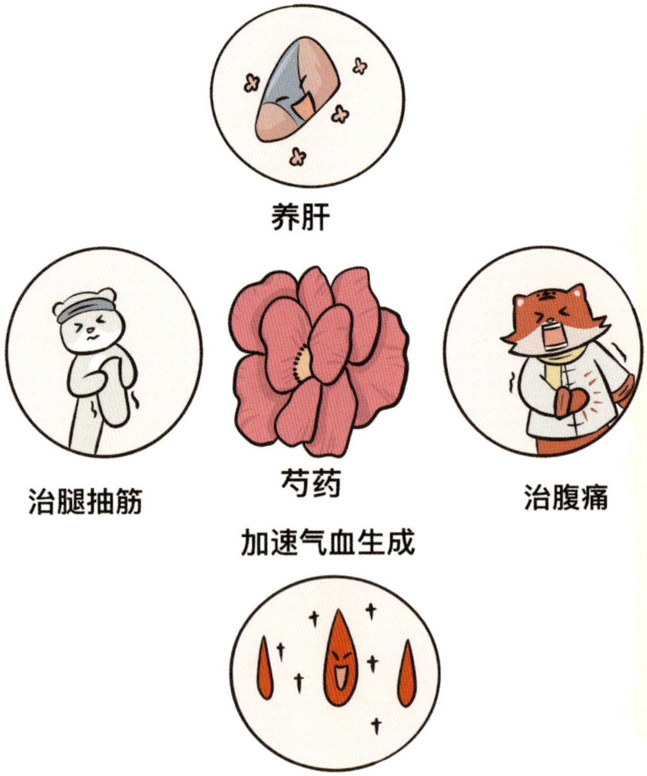
养肝
治腿抽筋
芍药
治腹痛
加速气血生成

芍药，属于酸敛药，可以使阴成形，加速气血的生成，还可以柔肝，养肝血，滋养筋膜，对腿抽筋、腹痛比较有效。芍药也能够把气血引到四肢，温暖我们的四肢。

炙甘草，就不用说了，稳稳当当地守住我们的中焦脾胃。

整个四逆散方功能有升有降，有散有收，还有建中，共同打通经络血脉，让阳气顺利抵达四肢末梢。

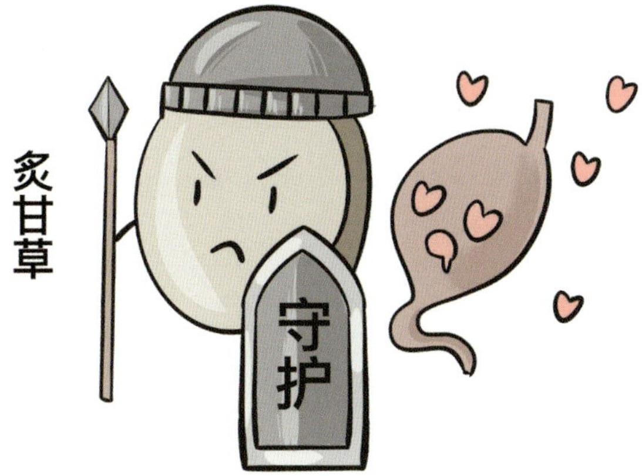


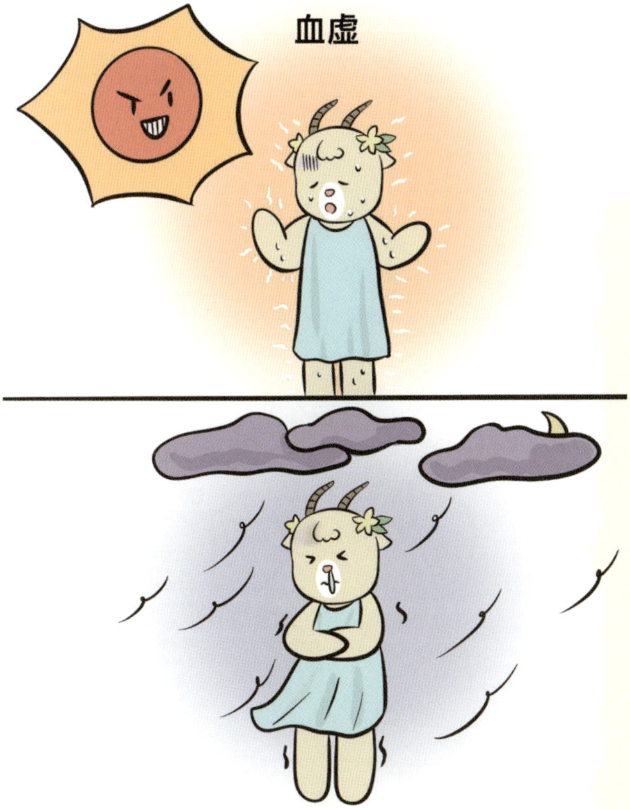


除了单纯的阳虚以及肝气不舒，还有没有其他原因导致手脚冰凉呢？那就是血虚了。血虚导致的手脚冰凉最大的特点是：手脚特别受外界温度的影响，天气热手脚就热，天气凉手脚就凉。夏天手脚发烫，冬天手脚冰凉，这就是血虚。

血有一个特点，遇热则活，遇寒则凝。大冬天的，天寒地冻的，血虚的人特别容易手脚冰凉就是这个原因。

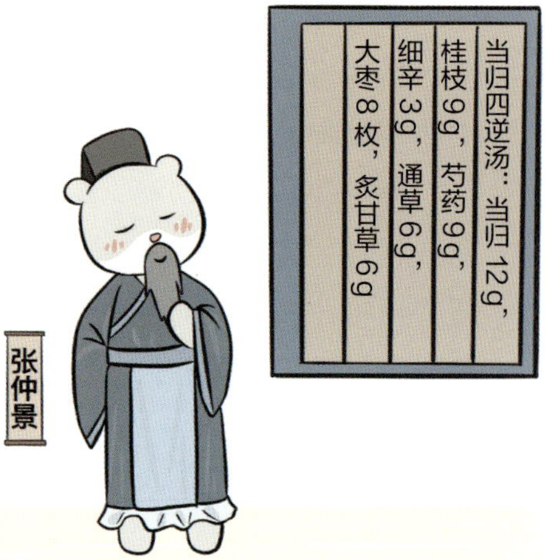


## 血液遇热则活，遇寒则凝

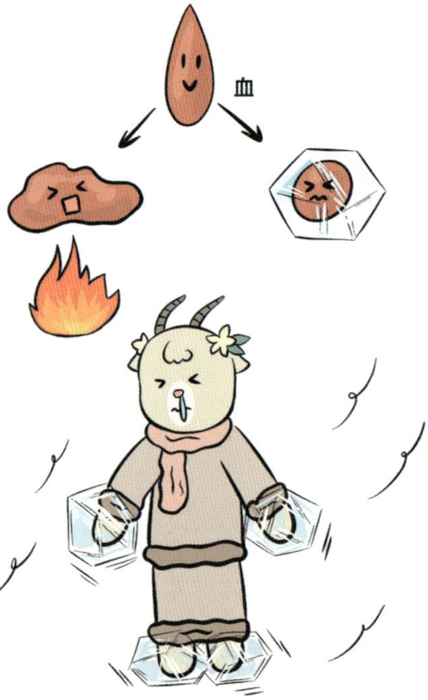

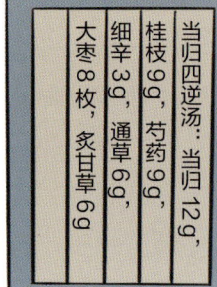


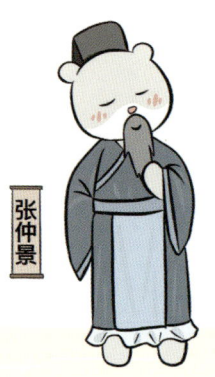

大多数女孩手脚冰凉都有这方面的原因，推荐张仲景的方子——当归四逆汤：当归12 g，桂枝9 g，芍药9 g，细辛3 g，通草6 g，大枣8枚，炙甘草6 g。

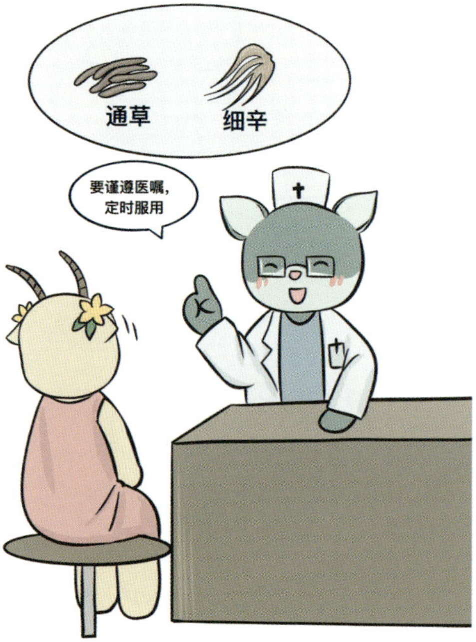


这个方子治疗冻疮特别有效，对血虚寒凝导致的痛经、头痛也很有效果。因为有通草、细辛的缘故，这个方子需要在医生的医嘱下服用。

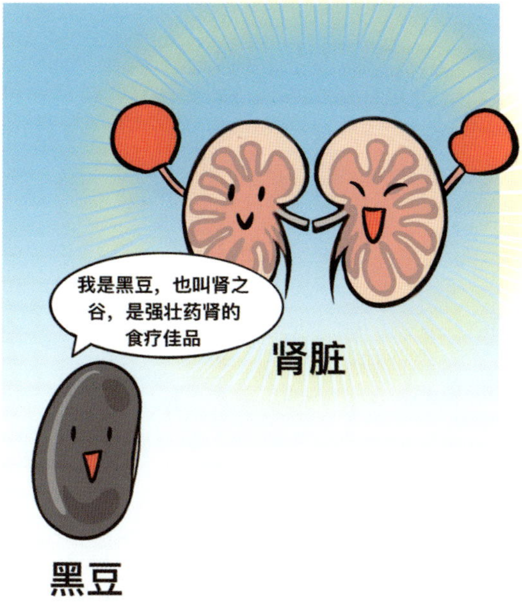


另外，《本草纲目》总结了药食同源的经验，认为许多药物与食物之间没有明确的界限，可在日常饮食中达到预防和治疗疾病的目的。例如，黑豆被称为“肾之谷”，你看它的形状像极了肾脏，中医又有“以形补形”的说法，所以黑豆当之无愧成为强壮我们腰肾的食疗佳品。它对肾虚腰痛、阴虚内热、长痘痘有特别的疗效，对头发、眼睛也有很好的保养作用。

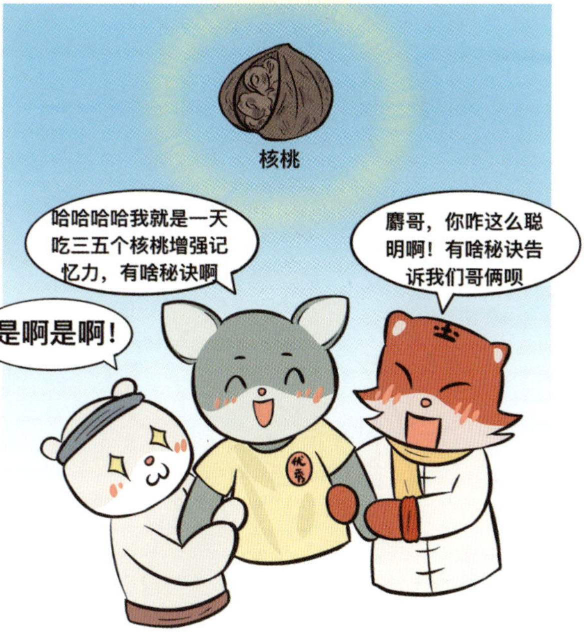
核桃
哈哈哈哈我就是一天吃三五个核桃增强记忆力，有啥秘诀啊
麝哥，你咋这么聪明啊！有啥秘诀告诉我们哥俩呗
是啊是啊！

各种坚果对人体也非常有用。像核桃，长得就像我们的大脑，大脑为谁主管？肾。我们说吃核桃补脑，补的就是肾。所以核桃有增强记忆力的作用。不过核桃不可多吃，一天吃三五个就可以了。

对了，核桃里面的分心木别丢了哦，那可是好东西，补肾壮阳的效果不亚于核桃肉，对失眠、尿频、腰痛也有很好的保健作用，可以用来泡水喝。

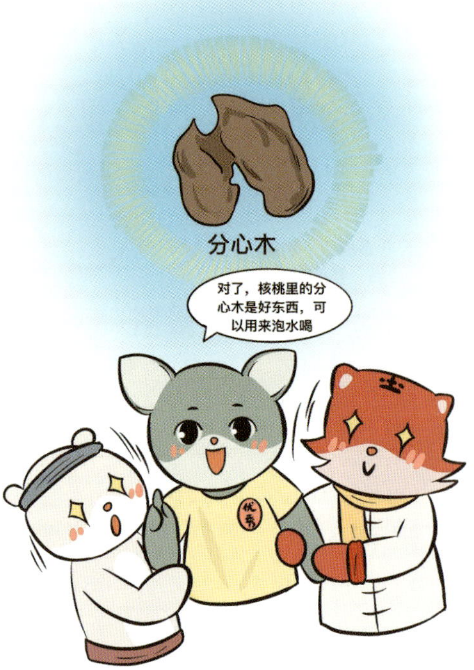
分心木
对了，核桃里的分心木是好东西，可以用来泡水喝

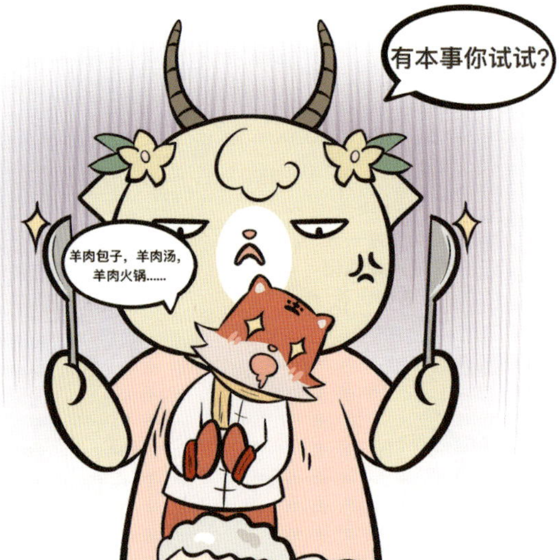
有本事你试试?
羊肉包子，羊肉汤，羊肉火锅……

适当吃些肉类也对人体有进补的作用，像可温补肾阳、补气、补血又美味无比的羊肉。羊肉特别适合阳虚、气血双虚的人吃。不过阴虚内热的人要少吃，浅尝辄止即可。

知识卡片

## 与众不同的《本草纲目》

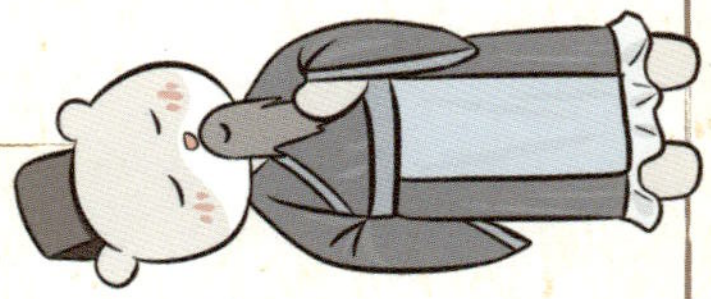

《本草纲目》全书五十二卷，收录药物1892种，系统记载药物名称、历史、形态、鉴别、采集、加工、功效等，附方10000余首。在前代文献基础之上，书中新增的药物有374种。此外，《本草纲目》还附有插图2卷，载图1000余幅，将植物特征、动物神态、矿物纹理等绘制得十分准确清晰。

《本草纲目》最大的贡献之一，是它创新了本草分类体系，打破《神农本草经》按上、中、下三品分类的方法，提出『析族区类，振纲分目』的植物分类系统。基本上是从简单到复杂、从低级到高级的分类方法，接近现代植物分类学系统。

此外，《本草纲目》打破前代本草对各类动物不加区别地罗列组合的方法，科学地将动物分为虫、鳞、介、禽、兽、人等部，又在每部下分若干类。如禽部分为水、原、林、山禽等类，与现代禽类学几乎没有差别。值得一提的是，《本草纲目》还收载了各种矿物，不仅考察其药用价值，还有关于其产地、开采、探测，甚至冶炼的记载，对现代矿物学、地质学具有重要的参考价值。

因此，《本草纲目》不仅是一部集大成的本草学著作，更是一部自然科学巨著。它以其科学性和实用性在现代医学及植物学、农学等学科中占有重要地位。

冷知识

## 粪便竟然可以入药

一说到动物粪便，我们都想捂住鼻子，觉得这东西又脏又臭，是污染物。其实，动物粪便也有用处，一些中药就是用动物粪便做的。而《本草纲目》几乎收录了所有动物的粪便：白丁香是麻雀粪便；五灵脂是一种鼠类的干燥粪便；夜明砂是蝙蝠粪便；明月砂、望月砂是野兔粪便。『鸡矢醴』的鸡矢就是鸡屎。其中，例如白丁香成品后，具有消积，明目之功效。常用于积聚、疝气，外用治目翳、痈疽疮疖、扁桃体炎。

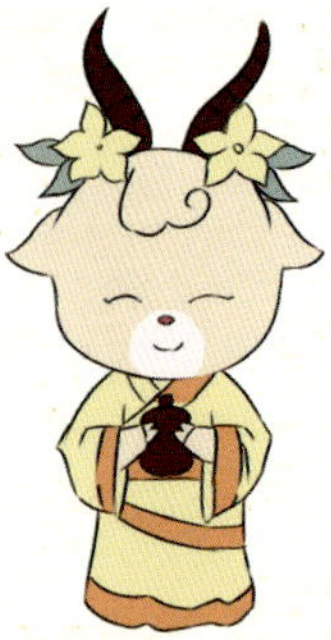

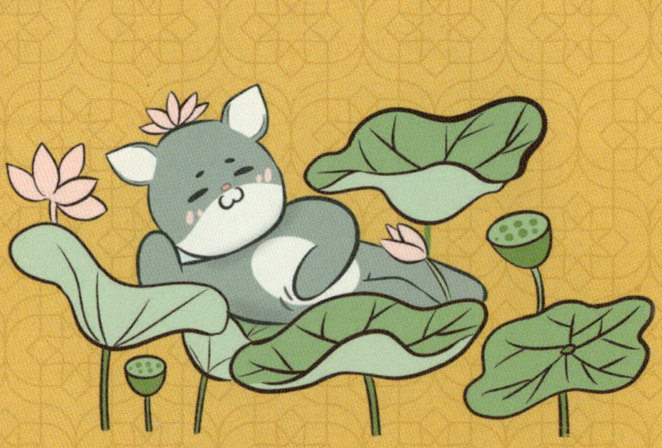

# 演员表

## 第一回

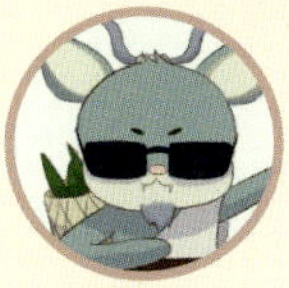

**炎帝**
礼礼 饰

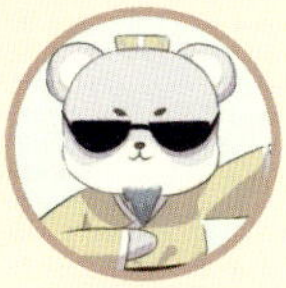

**黄帝**
仁仁 饰

## 第三回

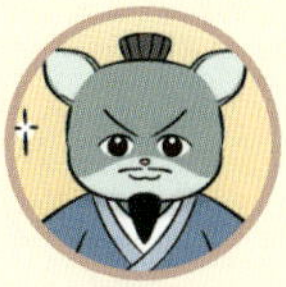

**扁鹊**
礼礼 饰

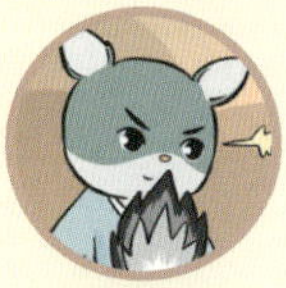

**诸葛亮**
礼礼 饰

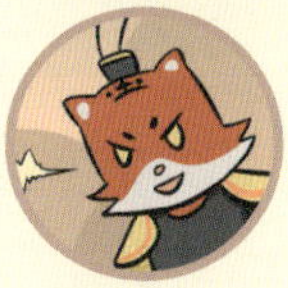

**周瑜**
信信 饰

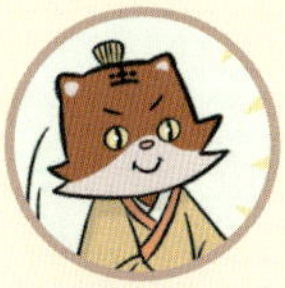

**虢国太子**
信信 饰

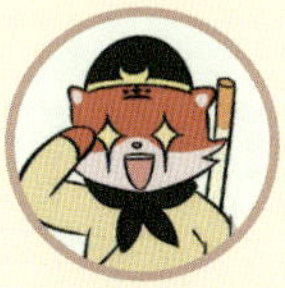

**孙悟空**
信信 饰

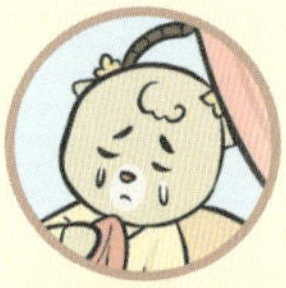

**林黛玉**
义义 饰

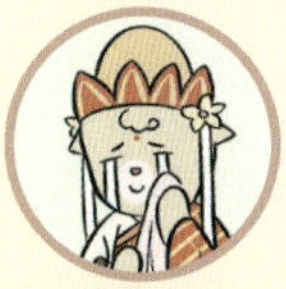

**唐僧**
义义 饰

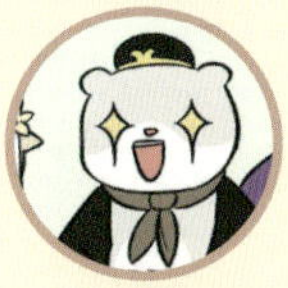

**猪八戒**
仁仁 饰

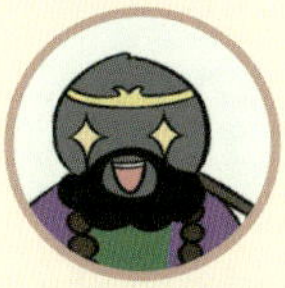

**沙和尚**
智智 饰

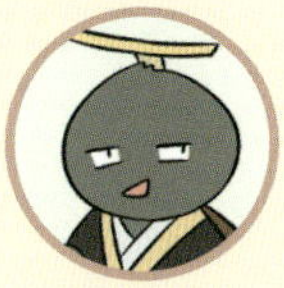

**蔡桓公**
智智 饰

## 第四回

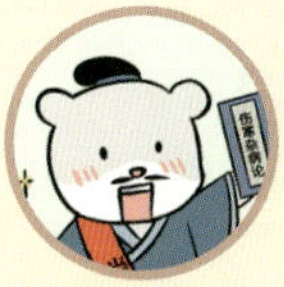

**张仲景**
仁仁 饰

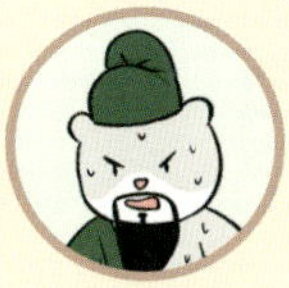

**关羽**
仁仁 饰

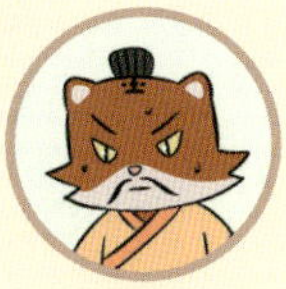

**华佗**
信信 饰

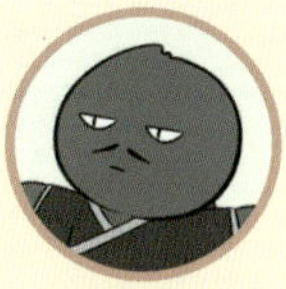

**董奉**
智智 饰

## 第五回

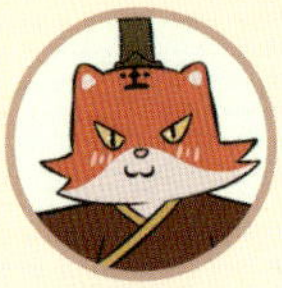
**葛洪**
信信 饰

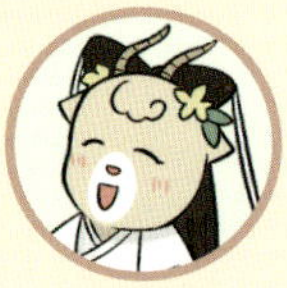
**鲍姑**
义义 饰

## 第六回

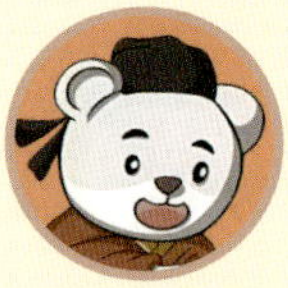
**孙思邈**
仁仁 饰

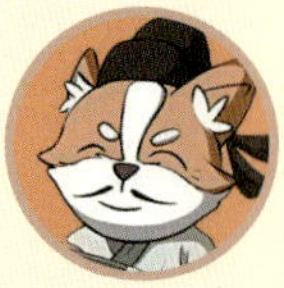
**独孤信**
信信 饰

## 第七回

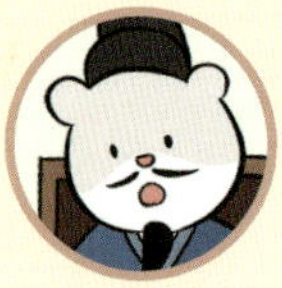
**孙思邈**
仁仁 饰

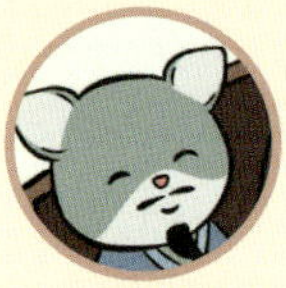
**扁鹊**
礼礼 饰

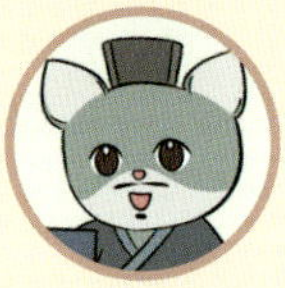
**钱乙**
礼礼 饰

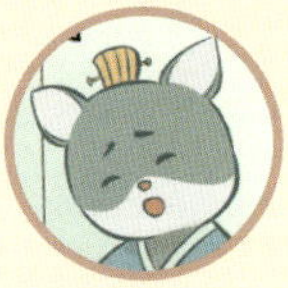
**贾宝玉**
礼礼 饰

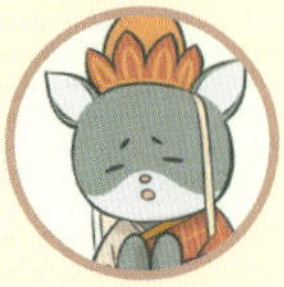
**唐僧**
礼礼 饰

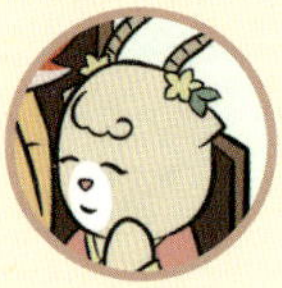
**鲍姑**
义义 饰

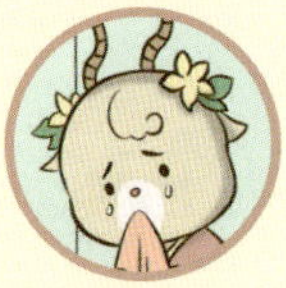
**林黛玉**
义义 饰

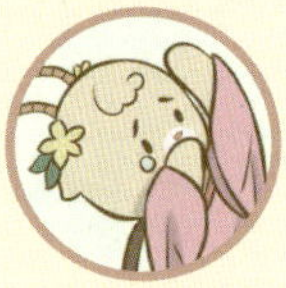
**白骨精**
义义 饰

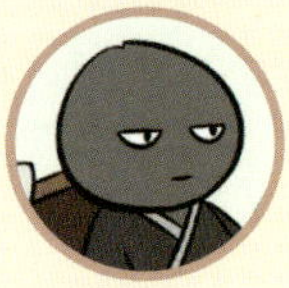
**董奉**
智智 饰

**江洋大盗**
智智 饰

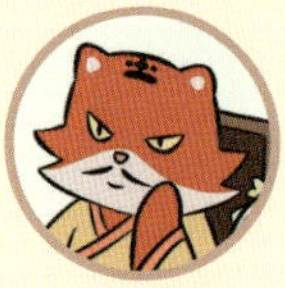
**华佗**
信信 饰

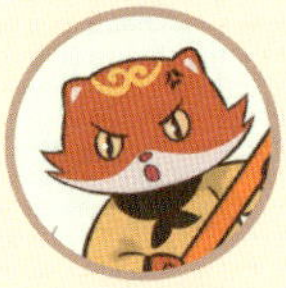
**孙悟空**
信信 饰

**锦衣卫**
信信 饰

## 第八回

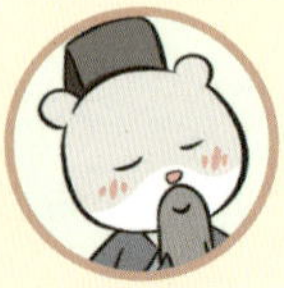
**张仲景**
仁仁 饰

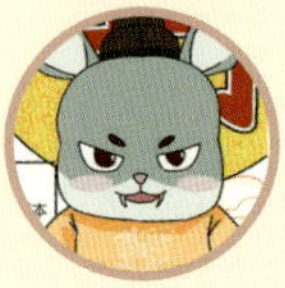
**朱元璋**
礼礼 饰

**李时珍**
智智 饰